Hans Stolp

Demenz

Hans Stolp

DEMENZ

Wenn sich die Seele zurückzieht

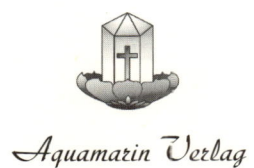

Aquamarin Verlag

1. Auflage 2015

© Aquamarin Verlag

Voglherd 1 • D-85567 Grafing

www.aquamarin-verlag.de

Titel der niederländischen Originalausgabe: *De verborgen zin van dementie*

© 2015 Hans Stolp | Aquamarin Verlag

Übersetzung: Andrea Fischer

Umschlaggestaltung: Annette Wagner

Druck: C.H. Beck • Nördlingen

ISBN 978-3-89427-700-0

FÜR CONNY HENZI-WIGET

Du schenkst dem, der sie gern annehmen möchte,
deine wärmende Herzensliebe.
Du nimmst die Menschen so an, wie sie sind,
respektierst sie und schenkst ihnen
auf diese Weise Anerkennung.

Liebe schenken und Liebe sein, ist das Ziel,
für das du zur Erde gekommen bist.
So bereicherst du die Erde
und machst sie schöner
als sie war,
und bist für sie ein Geschenk.

Was dich verletzt und dir Schmerz zugefügt hat,
verarbeitest du im Stillen, im Inneren,
und wandelst es um
zu neuer Geisteskraft.
So wächst du
am Leben – von Tag zu Tag.

Gott sei Dank, dass es Menschen wie dich gibt!

Inhalt

Vorwort

Dieses Buch handelt von Demenz. Besser gesagt, es handelt von Menschen, die an Demenz leiden. Es möchte uns lehren, diese Krankheit, und somit auch Demenzkranke und ihr Leiden, auf andere Weise zu betrachten.

Oft wird Demenz als unselige Krankheit angesehen, die überhaupt keinen Sinn macht. Es ist zudem eine tiefgreifende Krankheit, die für den Erkrankten und seine Familie äußerst schmerzhaft und traurig ist. Vor allem auch, weil es keinerlei Heilmittel gibt und man daher keine andere Wahl hat, als gemeinsam durch die Krankheit zu gehen.

Doch ist es vielleicht auch möglich, sich nicht nur auf den körperlichen Abbau und die Verluste zu fixieren und für alles andere blind zu sein, sondern zwischen alledem etwas ganz anderes aufleuchten zu sehen? Etwas, das man vielleicht sogar einen geistigen Gewinn nennen könnte, den man aus dieser Krankheit zu schöpfen vermag? Dieses Buch unternimmt einen Versuch, unseren Blick auf diesen möglichen geistigen Gewinn zu lenken.

Weil Menschen Demenz immer häufiger als aussichtsloses Leiden betrachten, entscheidet man sich auch immer öfter in einem frühen Stadium zur Euthanasie. Das wirft Fragen auf. Beispielsweise diese: Entziehen sich die Menschen mit dieser Entscheidung vielleicht selbst die Möglichkeit eines weiteren geistigen Wachstums, das auch bei Demenz bestehen bleibt? Die Tatsache, dass solch ein weiteres Wachstum möglich ist, haben inzwischen schon viele, die sich um die Versorgung Demenzkranker kümmern – Familienmitglieder, Pflegekräfte, Ärzte und Seelsorger – entdeckt. Sie wagen es daher auch auszusprechen, dass Demenz nicht ohne Sinn sein muss, sondern dass es möglich ist, aus dieser tragischen Krankheit einen geistigen Nutzen zu ziehen: Den Gewinn eines verborgenen geistigen Wachstums.

So berichtet Maria van Zutphen, die jahrelang Seelsorgerin auf der psycho-geriatrischen Abteilung eines Pflegeheimes war: „Angesichts dieser offensichtlichen Phase des körperlichen Abbaus kann der Mensch auf geistiger Ebene reifen. Nicht abgeschlossene Dinge können dann noch geheilt werden." Sie erklärt, es sei ihre Erfahrung, dass „auf dieser geistigen Bewusstseinsebene noch so viel geschieht, gerade im Laufe des Demenzprozesses".[1]

Um dieses verborgene geistige Wachstum erkennen zu können, ist es erforderlich, empfindsam für das zu werden, was hinter der Fassade, also im Inneren, in der Seele des Demenzkranken geschieht. Zu lernen, hinter die Dinge zu schauen, das ist die erste und wichtigste Herausforderung für jeden, der mit demenzkranken Menschen umgeht und diese pflegt. Nur dann gelingt es auch, uns des geistigen Wachstums bewusst zu werden, das gerade während dieser Phase des körperlichen Abbaus möglich wird. Maria van Zutphen kann aus dieser inneren Erfahrung heraus sagen: „Es scheint, als ob sie bereits auf Erden langsam auf eine andere Bewusstseinsstufe kommen. Sie ziehen sich immer mehr in sich selbst zurück und werden gleichsam schwächer. Ich finde es ergreifend, diesen Prozess mitzuerleben. Mir erscheint es manchmal, als hätten sie bereits ihr Dasein auf dieser anderen Bewusstseinsstufe begonnen."

Meines Wissens ist es höchste Zeit, die spirituellen Aspekte zu beleuchten, die mit der Krankheit Demenz verbunden sind; denn wer diese Erkenntnisse mit offenem Herzen zulässt, wird diese Krankheit daraufhin anders betrachten. Doch er wird auch – und das ist das Wichtigste – anders mit Demenzkranken umgehen. Er wird einen offenen Blick und ein empfängliches Herz für das verborgene geistige Werk entwickeln, das Demenzkranke im Stillen vollbringen.

Diesem stillen, unsichtbaren Werk ist dieses Buch gewidmet.

PS: Demenz trifft sowohl Frauen als auch Männer. Daher können Sie überall dort, wo „er" oder „sein" steht, auch „sie" oder „ihr" lesen.

Einleitung

Der tiefere Sinn der Demenz

Sie hatte sich tief in sich selbst zurückgezogen.
Die Namen ihrer Kinder wusste sie nicht mehr,
und zu ihrem Mann sagte sie höflich: „Guten Tag, mein Herr."
Ja, weit weg war sie, als sei sie nur noch
durch einen ganz dünnen Faden mit dem irdischen Leben
verbunden. Ihre Augen waren leer. Wenn man
hineinschaute, konnte man sie darin nicht mehr wiederfinden.

Von frühester Jugend an waren ihr auf ihrem Weg
heftige Prüfungen begegnet. Sie hatte
niemals darüber sprechen wollen, als ob sie es nicht
ertragen konnte, diese alten Schicksalsschläge
mit Worten wieder zum Leben zu erwecken.
Sogar ihre Kinder kannten ihre tiefsten Geheimnisse nicht.

Manchmal schien es, als hätte sie sich bewusst
in sich selbst zurückgezogen, um dort die Sicherheit
und Geborgenheit zu suchen, die sie auf Erden

nicht finden konnte. Mit verlässlicher Regelmäßigkeit
begannen ihre Finger, unruhig
an den Knöpfen ihrer Weste zu zupfen und zu zerren,
als wollte sie sich losmachen und befreien.

Wenn man innerlich den Kontakt zu ihrem höheren Wesen her-
stellte,
erzählte ihr Höheres Selbst, was sie nun gerade tat:
den alten Schmerz in der Stille wiederzubeleben, um ihn
loslassen zu können, bevor sie sterben würde. Sie wollte
so gern gleich frei und ungehindert in die geistige
Welt eintreten. Daher musste sie sich nun,
im Verborgenen, dessen bewusst werden,
was diese düsteren Erfahrungen sie eigentlich gelehrt
und welchen geistigen Nutzen sie ihr mit auf den Weg
gegeben hatten.

Sie wusste, dass sie das nur in einer Atmosphäre
vollkommener Sicherheit entdecken konnte,
– und aus diesem Grund hatte sie sich in die andere Welt,
wo ihr niemand hin folgen konnte, zurückgezogen.

Doch wie dankbar war sie all diesen Menschen, die sie
liebevoll umarmt und ihr respektvoll die Zeit
geschenkt hatten, um ihr stilles Werk zu vollbringen,
auch wenn sie nicht begriffen,
warum diese Zeit so wichtig für sie war und weshalb ihre
Krankheit

nicht nur ein Abbau war, sondern
ihr auch etwas gab.

So geschah es, dass sie später, als sie,
von den Engeln getragen,
die Erde endgültig verlassen hatte,
als reicher und geheilter Mensch nach Hause zurückkehrte.

Erste Gedankenimpulse

„Es hat sich uns deutlich gezeigt, dass man den Prozess des Dementwerdens, so schlimm er auch sein mag, in keiner Weise als sinnlos bezeichnen kann.'

Marko van Gerven[2]

„Eine demenzkranke Frau erzählt ganz begeistert von ihrer neuen Karriere als Kunstmalerin, die sie mit Hilfe ihrer Begleiter begonnen hatte. Das Werk, das sie hinterließ, war schön, gepflegt und hat mich beeindruckt. Ich war überrascht, denn hier stand eine demenzkranke Frau, die nicht von Bitterkeit, Angst und Leid übermannt war, sondern eine Person, die es verstanden hatte, trotz oder dank Demenz ihrer Biografie ein neues Kapitel hinzuzufügen."

Jan Pieter van der Steen[3]

„Unbeendete Angelegenheiten, zu welchen Menschen ihr ganzes Leben lang nicht kamen, können [bei Demenzkranken] unerwartet nach oben kommen. Dement zu werden, scheint somit ein großer 'abrundender' Verarbeitungsprozess zu sein."

Marko van Gerven[4]

„Wenn mein Vater nicht dement geworden wäre, hätten wir niemals den Weg zueinander gefunden."

N.N.[5]

„Eine Tochter berichtet von der Demenz ihrer Mutter: ‚Natürlich gibt es auch Sorgen und Probleme. Doch ich sehe, dass die Demenz meiner Mutter eine zweite Chance gibt, die Welt auf neue Art und Weise zu erkennen und ihr gegenüberzutreten.'
Und über ihren Vater erzählt sie: ‚Mein Vater ist erstaunt – er findet, dass er eine neue Frau bekommen hat, die ihm ab und zu über den Kopf streicht und ihm einen Kuss gibt (was sie vorher niemals getan hatte).'

N.N.[6]

„In der letzten Phase vor dem Tod geht es nicht um körperliche Genesung, sondern um die geistige Genesung, um das Ganzwerden."

Elisbeth Kübler-Ross[7]

„Ich mache mir Sorgen angesichts der Tatsache, dass Demenz als geistiger Tod betrachtet wird, durch den der Demenzkranke seine Situation als ‚aussichtsloses psychisches Leiden' betrachtet."

Jan Pieter van der Steen[8]

„Der Geist des Menschen kommt aus der geistigen Welt und steigt zur Erde herab, um sein Wesen hier auf Erden mit Hilfe des physischen Körpers zum Ausdruck zu bringen. Wenn jener Körper gebrechlich wird und das Gehirn des physischen Körpers nicht mehr optimal funktioniert, zieht sich der Geist des Menschen nach und nach aus seinem Körper zurück. Aber auch wenn die Umstehenden das eigentliche Wesen des Demenzkranken nicht (oder kaum) mehr erreichen können, funktioniert der Geist dennoch sehr wohl noch gut!"

Frei nach Judith von Halle[9]

„Erst durch die Krankheit [Demenz] konnten Vater und Sohn einander endlich finden. Der autoritäre Vater wurde für den Sohn zum ersten Mal menschlich, weil er Gefühle zeigte. Wäre sein Vater nicht dement geworden, so schlussfolgert der Sohn im Nachhinein, so wäre es wahrscheinlich niemals zu einer Annäherung zwischen den beiden gekommen."

Julia Engelbrecht-Schnür und Britta Nagel[10]

„Der Demenzkranke ist, auf die ihm eigene Weise, bis in die letzte, die vierte Phase des Demenzprozesses hinein erreichbar und kann sich beständig weiter entwickeln."

Marko van Gerven[11]

„Während der Krankheit kommen frühere, unverarbeitete Erfahrungen in Form von Verhaltensstörungen an die Oberfläche. Es erfordert von den Menschen, die den Patienten versorgen, großes Fingerspitzengefühl und Einfühlungsvermögen, um sich dessen stets bewusst zu sein und aus diesem Bewusstsein heraus respektvoll mit diesen Verhaltensstörungen umzugehen."

Frei nach Marko van Gerven[12]

„Demenz" bedeutet „ohne Geist" oder der „Geist hat sich zurückgezogen". Allein schon aufgrund der Grundbedeutung dieses Begriffs wird deutlich, dass der Geist bei Demenz nicht krank ist, sondern sich – teilweise sogar ganz – aus dem Körper zurückgezogen hat.

1.

Demenz – eine Herausforderung für die pflegenden Angehörigen

Eine gefürchtete Krankheit

Demenz ist eine Krankheit, die immer mehr Angst erzeugt. Die Wahrscheinlichkeit, im späteren Lebensalter dement zu werden, wird immer größer. Im Augenblick liegt der Prozentsatz der älteren Menschen, die tatsächlich von Demenz befallen sind, bei 20%. Bei Frauen liegt dieser Prozentsatz sogar bei 30%. War Krebs jahrelang die gefürchtete Tabu-Krankheit, deren Namen man nicht laut aussprach – man sprach anfangs nur über die „gefürchtete Krankheit" und später über „CA" – so sieht es derzeit ganz so aus, als würde Demenz die neue gefürchtete Krankheit werden. Es gibt inzwischen bereits viele Heilmittel und Behandlungsmethoden, die eine Heilung von Krebs möglich machen. Dadurch wird die Aussicht auf eine Heilung dieser einst so gefürchteten Krankheit immer größer. Gegen Demenz hingegen gibt es gegenwärtig noch kein einziges Heilmittel. Es handelt sich dabei um eine Krankheit, die anscheinend nicht aufzuhalten ist.

Schockierende Zahlen

Die zunehmende Angst vor Demenz ist übrigens durchaus begreiflich; denn in den Niederlanden allein sprechen wir derzeit von rund 260.000 Menschen, die an Demenz leiden. Man erwartet, dass diese Zahl im Jahr 2050 auf etwa 400.000, vielleicht sogar bis auf 560.000 ansteigen wird. Das würde folglich in kurzer Zeit mehr als eine Verdoppelung bedeuten. Allein diese wenigen Zahlen verdeutlichen, wie schnell diese Krankheit um sich greift.

Weltweit erwartet man in den kommenden Jahren sogar eine Verdreifachung der Zahl der Patienten. Leiden laut der Weltgesundheitsorganisation WHO derzeit 44 Millionen Menschen an Demenz, so sollen es ihr zufolge um das Jahr 2050 etwa 135 Millionen sein.[13]

Entschwinden, ohne verloren zu gehen

Die Umschreibungen, die für einen dementen Menschen benutzt werden, sprechen Bände. Man begegnet beispielsweise Andeutungen wie diesen:

o   *Entschwinden, ohne verloren zu gehen.*
o   *Jemand, der langsam entschwindet.*
o   *Im Labyrinth seines Gedächtnisses verirrt.*
o   *Eine Flucht ins Vergessen.*

Dies sind Formulierungen, die deutlich machen, was mit jemandem, der dement wird, *von außen betrachtet*, geschieht: Er (oder sie) verliert die Kontrolle über sein Gedächtnis und damit über seine Erinnerungen. Doch je mehr sich das Gedächtnis eintrübt, desto stärker wird das Gefühl der Desorientierung, die den Dementen befällt: „Wer bin ich eigentlich? Und wo bin ich? Und was will ich denn gleich nochmal?" Die Folge dieser zunehmenden Desorientierung ist, dass er (oder sie) immer mehr die Kontrolle über sein eigenes Leben verliert.

Beobachtet man die Augen eines Dementen, so merkt man, dass diese Augen immer leerer zu werden scheinen. Es hat den Anschein, als würde sich sein Geist immer weiter zurückziehen. Doch je mehr sich der Geist zurückzieht, desto weniger erkennt der Demente die Gegenstände und Menschen in seinem Umfeld. Es dürfte klar sein, wie schmerzhaft dies für die Familienangehörigen sein muss. Versuchen Sie einmal, sich hineinzufühlen, was es für einen Ehepartner oder für ein Kind bedeuten muss, wenn dessen Frau, Mutter oder Vater ihn beispielsweise nicht mehr erkennt. Vielleicht kann das Gespräch zwischen einer Tochter und ihrer dementen Mutter die bittere Tatsache, dass ihre Mutter sie nicht mehr erkennt, noch am besten verdeutlichen:

„Da bin ich wieder", sagt sie zu ihrer Mutter. „Wie geht es dir jetzt?"

Ihre Mutter blickt auf. „Danke", sagt sie höflich, mit einer hohen, leicht schrillen Stimme. „Aber ich möchte nun doch wieder gern zu meinen Kindern."

„Aber du bist doch bei deinen Kindern?!"
Ihre Mutter schaut sie überrascht an: „Bin ich bei meinen Kindern?"
„Wir sind doch deine Kinder?!"[14]

Manche Familienmitglieder haben das Gefühl, dass die Demenz ihres Vaters oder ihrer Mutter eine Flucht vor der Wirklichkeit und ihren Verantwortlichkeiten ist, Sie bezeichnen die Demenz ihrer Eltern daher auch als „eine Flucht in das Vergessen".[15]

Die pflegenden Angehörigen

Durch die Krankheit verändern sich alle Beziehungen des Dementen. War er vor seiner Erkrankung ein gleichwertiger Partner, so wird er infolge der Demenz allmählich zu einem Menschen, der immer intensiver versorgt werden muss. Er wird über kurz oder lang sogar so abhängig wie ein kleines Kind. Das bedeutet, dass sich die Beziehung zwischen dem Dementen und dessen Partner sowie seinen Kindern grundlegend verändert. Es geht nicht mehr um Gleichwertigkeit oder darum, dass man sich gegenseitig inspiriert und trägt. Der Erkrankte wird zu einem hilfsbedürftigen Kind, von dem man für sich selbst keine Stütze, keine Ermutigung und Inspiration holen kann, sondern der vielmehr fortwährend Fürsorge und Hilfe benötigt. Wer sich hineindenkt, was dies für den Partner und die Kinder des Dementen bedeuten muss, wird innerlich still und entwickelt tiefen Respekt für alle diejenigen, die ihren an

Demenz erkrankten Mann oder Frau, Mutter oder Vater tagein, tagaus unablässig liebevoll versorgen.

Eine Tochter, die ihre demenzkranke Mutter bei sich zu Hause aufgenommen hatte und sie vierundzwanzig Stunden am Tag (!) versorgte, erzählte: „Es tut mir wirklich sehr weh, wenn sie sagt: ‚Ich will nach Hause' oder: ‚Wer bin ich?' Dann kann ich ganz traurig werden und fühle mich richtig einsam. Das ist eine Art Kummer, den keiner versteht. Meine Geschwister verstehen das auch nicht immer so ganz (…)"[16]

Forscher stellen daher auch fest: „Die Umkehr der scheinbar so festgelegten Rollen (die Mutter wird zum Kind, das Kind nimmt die Elternrolle ein) ist für alle Betroffenen ein schwieriger Prozess, weil er mit Schuldgefühlen und Ängsten einhergeht."[17]

„Pflegende Angehörige" werden sie genannt – die Partner, Kinder und andere, die mit unerschöpflicher Geduld unablässig für den Dementen sorgen.[18] Eine Aufgabe, die sie jeden Tag aufs Neue auf sich nehmen. In der späteren Phase der Krankheit, wenn der Demente permanent versorgt werden muss und unablässig Aufmerksamkeit benötigt, muss der pflegende Angehörige in jedem Fall auch wirklich vierundzwanzig Stunden am Tag hellwach sein, aufpassen, eingreifen und ihn versorgen. Mehr als die Hälfte der pflegenden Angehörigen ist demzufolge damit offensichtlich überlastet. Sie hangeln sich häufig am Rande eines Burn-outs entlang und leiden unter Depressionen und dem Gefühl, mit alledem allein dazustehen.[19] Und doch halten sie aus: „Ihr Lachen und ihre Dankbarkeit sind der Grund, weshalb man dennoch durchhält", sagte ein Mann angesichts der Pflege seiner demenzkranken Frau.

Vor allem Frauen

Es ist sehr auffällig, dass – wie oben bereits erwähnt – sehr viel mehr Frauen als Männer von Demenz betroffen sind. 71% der Demenzkranken sind Frauen. Das wirft natürlich die Frage auf: „Was steckt hinter der Tatsache, dass Frauen häufiger dement werden als Männer?" Um das zu verstehen, muss ich an dieser Stelle bereits feststellen – ich werde in Kapitel 4 näher darauf eingehen – dass Demenz viel mit unverarbeiteten Lebenserfahrungen zu tun hat. Je mehr tiefgreifende Erfahrungen verdrängt werden und dadurch unverarbeitet bleiben, desto größer ist die Wahrscheinlichkeit, an Demenz zu erkranken. Was nicht verarbeitet wird, spukt weiter in unserer Seele herum. Nun haben die meisten Frauen – auch in unserer heutigen Zeit, in der sich viele alte Rollenmuster drastisch verändern – die Aufgabe, für andere zu sorgen. Sie stellen beispielsweise bei der Kindererziehung ihre eigene Person öfter zurück als Männer, um den Interessen ihres Kindes/ihrer Kinder Vorrang zu geben. Dadurch erhalten sie nicht so leicht die Zeit und die Ruhe, um so manche heftige Erfahrung, die sich in ihrem Leben ereignet hat, zu verarbeiten. Diese Erfahrungen können infolgedessen nicht losgelassen werden und wirken unbemerkt störend auf die Seele ein. Es scheint, als würde sich dem Dementen nun doch noch die Gelegenheit bieten, in aller Stille und in einem sicheren, abgeschotteten Raum zu verarbeiten, was bis dahin noch in seiner Seele verborgen ruhte. Als würde ihnen die Demenz die Möglichkeit schenken, die Erfahrungen aus diesem Leben noch vor dem Tod so zu verarbeiten und loszulassen, dass sie ohne allzu schwere emotionale Belastungen in die geistige Welt eintreten können.

Eine gute Übung, um sich in andere hineinzuversetzen

Wer als Lebensauftrag die Aufgabe erhalten hat, für einen demenzkranken Menschen zu sorgen, oder wer auf andere Weise mit Demenzkranken zu tun bekommt, muss zuerst lernen, sich in den Dementen hineinzuversetzen. Der Umgang mit dementen Menschen ist tatsächlich eine tägliche Übung, bei der man lernt, sich in den anderen hineinzuversetzen. Dabei muss man bereit sein, seine eigenen Interessen an die zweite Stelle zu setzen. Es scheint, als müssten wir in dieser Zeit des zunehmenden Individualismus und eines viel stärker werdenden Bedürfnisses, die eigenen Interessen durchzusetzen, lernen, nicht durchzudrehen und nicht nur auf uns selbst fixiert zu bleiben, sondern uns auch bewusst und mit Sachverstand in das hineinzuversetzen, was ein anderer – und folglich auch der Demenzkranke – durchlebt. So gesehen, dürfen wir einen Demenzkranken als unseren Lehrmeister betrachten.

Vielleicht verdeutlichen einige weitere Beispiele am besten, was es bedeutet, zu lernen, sich in die Erlebniswelt der Demenzkranken hineinzuversetzen. Nehmen wir beispielsweise die Tatsache, dass ein dementer Mensch viel vergisst. Was er vergisst, vergisst er auch wirklich – und zwar voll und ganz (dies gilt vor allem für die spätere Phase seiner Erkrankung). Daher darf man zum Beispiel zu einem Demenzkranken, der überall herumläuft, um seine Mutter zu suchen, niemals sagen:

„Aber deine Mutter ist doch schon vor zehn Jahren gestorben." Für den Demenzkranken ist das eine schockierende Nachricht: Es ist, als würde er diese zum ersten Mal hören, mit all den Emotionen, mit welchen eine solche Mitteilung einhergeht. Das gilt natürlich noch nicht für die erste Phase der Demenz, sehr wohl aber für die späteren Phasen (siehe Kapitel 2).

Es ist für den Demenzkranken auch nicht schön, wenn er gefragt wird: „Was hast du denn heute gegessen?" Oder: „Ist Tante Luise noch zu Besuch gewesen?" Weil der Demenzkranke die Antwort oft nicht mehr weiß, tut ihm eine solche Frage weh.

Manchmal werden Sie daher mit dem Dementen ein Spiel spielen müssen – ein heiliges Spiel. Man kann beispielsweise zu dem Demenzkranken, der seine Mutter überall sucht, sagen: „Deine Mutter ist zu Hause, aber sie lässt dich herzlich grüßen." Oder wenn das in die Situation passt: „Sie schickt dir einen dicken Kuss." Ich bezeichne dies als „heiliges Spiel", weil man mit einer solchen Antwort die Situation des Dementen berücksichtigt und auf diese Weise seine Unruhe nicht noch verstärkt, sondern ihn vielmehr beruhigt. Näheres zu diesem „heiligen Spiel" siehe in Kapitel 8, in dem ich auf „die Validationsmethode bei der Versorgung von Demenzkranken" eingehe.

2.

Die verschiedenen Formen der Demenz und der Verlauf der Krankheit

Ein Sammelbegriff

Demenz ist nicht die Bezeichnung für eine bestimmte Krankheit – es ist der Sammelbegriff für mehr als fünfzig verschiedene Erkrankungen. Bei all diesen Krankheiten werden die geistigen Fähigkeiten des Kranken angegriffen, vor allem das Gedächtnis. Auch die Stimmung und das Verhalten des Kranken sind im Laufe der Zeit immer stärker betroffen. Es ist eine heftige Krankheit, weil sie nicht nur den physischen Körper angreift, sondern vor allem auch auf die geistigen Aspekte unseres Menschseins einwirkt. Gerade dies macht die Demenz für viele so bedrohlich.

Kennzeichen für diese Krankheit sind unter anderem:

- Der allmähliche Verlust der kognitiven Fähigkeiten, des Gedächtnisses und des Denkvermögens.
- Die wechselnden Stimmungen, die oft so schwer zu begreifen sind.
- Die zunehmenden Verhaltensstörungen.
- Die wachsende Abhängigkeit von anderen.
- Demenz ist auch eine Krankheit, die meist erst in späteren Lebensjahren ausbricht.[20]

Die offizielle Beschreibung von Demenz lautet „neurokognitive Störung". Es handelt sich um einen Krankheitsprozess, der meist schleichend verläuft, in manchen Fällen jedoch auch schubweise. Die Krankheit kann sich über Jahre hinziehen. Sie endet jedoch unwiderruflich mit dem Tod. Medikamente zur Heilung dieser Krankheit gibt es noch nicht.

Das Trimbos-Institut stellt fest: „Demenz ist eine unheilbare Krankheit. Die Behandlung zielt daher auch oft auf die Erleichterung der Symptome, die Verbesserung der Lebensqualität und die Abmilderung des Gedächtnisschwundes ab."[21]

Die verschiedenen Formen von Demenz

Die bekanntesten Formen der Demenz sind:

- *Die Alzheimer-Krankheit*

Der deutsche Arzt Alois Alzheimer stellte diese Krankheit im Jahr 1902 erstmals bei einer Patientin fest. Als er nach ihrem Tod die Ursachen ihrer Erkrankung näher erforscht hatte, veröffentlichte er 1907 die Ergebnisse seiner Untersuchungen. Seitdem trägt diese Krankheit seinen Namen. Sie ist die häufigste Form der Demenz: 70% der demenzkranken Menschen haben Alzheimer. Diese Erkrankung beginnt schleichend mit Gedächtnisstörungen und verläuft langsam.

Der frühere Präsident der Vereinigten Staaten, Ronald Reagan, war einer von vielen, der während der letzten Jahre seines Lebens mit Alzheimer zu kämpfen hatte. Im August 1993 wurde von den Ärzten festgestellt, dass Reagan an der Alzheimer-Krankheit litt. Er war damals dreiundachtzig Jahre alt. Im November desselben Jahres machte er seine Krankheit in einem handschriftlichen Brief öffentlich. Dieser Brief war notwendig, weil er kurz zuvor ein Telefonat mit der Presse hatte und sich in diesem Gespräch nicht mehr erinnern konnte, wer der soeben verstorbene Nixon war (der frühere Präsident der Vereinigten Staaten).

- **Gefäßbedingte/vaskuläre Demenz**

Diese Form der Demenz wird durch einen schlechten Zustand der Blutgefäße im Gehirn verursacht. Die häufigste Ursache dieser Krankheit ist ein Schlaganfall. 15% der Menschen, die an Demenz leiden, haben diese Krankheit. Es ist eine Krankheit, die – im Gegensatz zu Alzheimer – eher stufenweise (oder schubweise) verläuft.

- **Lewy-Body-Demenz**

Diese Erkrankung beginnt meist mit Konzentrationsstörungen. Danach bekommen die Menschen, die an dieser Form von Demenz leiden, Halluzinationen. Das Ausmaß der Demenz kann von Tag zu Tag (stark) wechseln. Die Symptome der Lewy-Body-Demenz ähneln ein wenig denjenigen von Alzheimer. Daher wird anfangs auch oft eine falsche Diagnose gestellt.

Woher stammt eigentlich der seltsame Name „Lewy-Body"? Im Gehirn des Lewy-Body-Patienten befinden sich Nervenzellen, die auf abnorme Weise mit eiweißhaltiger Substanz eingekapselt sind. Diese Einkapselungen werden „Lewy-Bodies" oder „Lewy-Körperchen" genannt.

Bis vor Kurzem wurde diese Erkrankung als seltene Form der Demenz betrachtet. In den letzten Jahren gibt es Hinweise darauf, dass diese Form der Demenz viel häufiger vorkommt, als bisher vermutet. Schätzungen belaufen sich inzwischen auf 15-20%. Damit würde Lewy-Body den dritten oder sogar zweiten Rang nach der Alzheimer-Krankheit einnehmen.

- ***Frontotemporale Demenz (FTP)***

Dies ist eine Form der Demenz, die oft im jüngeren Lebensalter ausbricht. Veränderungen im Verhalten fallen oft zuerst auf. Auch die Sprache und Wortwahl können betroffen sein. Die Ursache ist das Absterben von Gehirnzellen im Frontallappen (dem vordersten Teil des Gehirns und der Zone des Verhaltens) und des Temporallappens (dem Bereich des Sprachvermögens).

Diese Krankheit wird meist erst spät erkannt. Sie beginnt im Allgemeinen mit Verhaltensstörungen in der Arbeit oder zu Hause. Dies hängt mit einer Enthemmung des Verhaltens zusammen, die durch diese Krankheit verursacht wird. Doch häufig wird die Ursache dieses befremdenden, ungehemmten

Verhaltens (zumindest zu Beginn der Erkrankung) nicht erkannt. Das sorgt verständlicherweise für Probleme in Beziehungen.

Neben dieser Problematik beobachtet man bei dieser Krankheit auch Veränderungen der Ausdrucksweise. Gedächtnisprobleme zeigen sich meist erst in einem späteren Stadium.

Eines der auffälligsten Merkmale der frontotemporalen Demenz (FTP) ist die Tatsache, dass diese Krankheit bereits in relativ jungen Jahren vorkommt. Die Mehrheit der Menschen, die von dieser Erkrankung betroffen sind, ist zwischen vierzig und sechzig Jahre alt.

Die Unterschiede zwischen Alzheimer und vaskulärer Demenz

Es gibt deutliche Unterschiede zwischen den beiden Hauptformen der Demenz, der Alzheimer-Krankheit und der vaskulären Demenz. Zunächst einmal entstehen sie auf verschiedene Weise. Alzheimer tritt schleichend auf, und zwar durch eine zunehmende Ansammlung von bestimmten Eiweißen im Gehirn (weitere Informationen hierzu siehe Kapitel 4). Die vaskuläre Demenz hingegen entsteht plötzlich, durch Störungen in der Durchblutung des Gehirns und folglich durch Gehirnbluten, einen Hirninfarkt oder eine Reihe von TIAs („transitorische ischämische Attacken"/Mini-Schlaganfälle). Die wichtigsten Unterschiede sind folgende:

- Die Alzheimer-Krankheit verläuft schleichend. Dabei verliert der Demenzkranke allmählich den Einblick in seine Krankheit. Am auffälligsten sind zunehmende Gedächtnisschwierigkeiten.

- Die vaskuläre Demenz hingegen verläuft schneller, launischer sowie sprunghafter. Zwischendurch beobachtet man eine Stabilisierung oder gar eine Verbesserung der Krankheit, bevor eine weitere Verschlechterung des Zustands des Demenzkranken eintritt. Seine Fähigkeiten verschlechtern sich also in kleinen Schüben. Der Erkrankte, der an vaskulärer Demenz leidet, ist sich seiner Krankheit oft recht gut bewusst. Dadurch kann er trübsinnig, vergrämt und widerspenstig werden. Stehen bei Alzheimer die Gedächtnisprobleme im Vordergrund, so fällt bei der vaskulären Demenz vor allem die zunehmende Trägheit des Denkens und Handelns auf.

Bei der Pflege von demenzkranken Menschen ist es wichtig, dass man sich dieser Unterschiede bewusst ist.

Die vier Stadien der Demenz

- *das bedrohte Ich*
- *das verirrte Ich*
- *das verborgene Ich*
- *das versunkene Ich*

Die Amerikanerin deutscher Abstammung, *Naomi Feil*, Gerontologin mit einem Master-Abschluss für Sozialarbeit und ehemalige Schauspielerin, teilte den Verlauf der Krankheit in vier Phasen ein.[22] Diese vier Phasen wurden später von dem Niederländer *Rien Verdult* in die „vier Phasen des Ich-Erlebens" umgetauft.[23] Seine Einteilung wird in der Praxis immer häufiger übernommen.

- Die erste Phase wird von Feil als „kognitive Phase" und von Verdult als **„die Phase des bedrohten Ichs"** bezeichnet. In dieser Phase beobachtet man eine leichte Verwirrtheit, die sich langsam verschlimmert. Der Erkrankte ist aufgrund seiner Gedächtnisschwierigkeiten verunsichert, wie es in Zukunft mit ihm weitergehen soll. Er wagt es beispielsweise nicht mehr, zum Einkaufen zu gehen, weil er manche Einkäufe vergisst oder nicht mehr weiß, wo er den Zucker oder die Milch suchen muss. So entstehen allmählich immer mehr Probleme bei vielen alltäglichen Handlungen.
Diese Phase wird als Phase beginnender Demenz betrachtet

und oft als eine milde Phase der Erkrankung bezeichnet. Verdult nennt dies „die Phase des bedrohten Ichs", weil sich der Erkrankte in seinem alltäglichen Funktionieren immer mehr bedroht fühlt. Er wagt beispielsweise keine Geburtstagsbesuche mehr, weil er bestimmte Namen vergisst und manche Erinnerungen, die für andere selbstverständlich sind, vergessen hat.

• Die zweite Phase wird von Naomi Feil als „Die emotionale Phase" und von Rien Verdult als **„die Phase des verirrten Ichs"** bezeichnet. Der Demenzkranke verliert die Kontrolle über das eigene Funktionieren und wird immer verwirrter.

Natürlich ruft dies beim Kranken ein starkes Gefühl der Erschütterung hervor – und folglich heftige Emotionen. Seine Persönlichkeit verfällt immer mehr, und auch seine intellektuellen Fähigkeiten werden von der Krankheit immer stärker in Mitleidenschaft gezogen. Das Ich (oder der Geist) des Kranken zieht sich langsam zurück, weil der physische Körper dem Geist nicht mehr die Möglichkeit bietet, sich selbst zum Ausdruck zu bringen.

In dieser Phase kommen allerhand unbewusste Aspekte des Seelenlebens (wie etwa Erinnerungen und Emotionen) an die Oberfläche. Diese unbewussten Emotionen und Gefühle verursachen den so typischen Stimmungswechsel des Kranken, der seine Emotionen nicht mehr steuern kann, weil sein Ich sich zurückgezogen hat.

Kennzeichnend für diese Phase ist, dass der Demenzkranke langsam immer mehr unter folgenden Beschwerden leidet:

- Aphasie: Probleme bei der Verwendung oder dem Verständnis von Sprache
- Apraxie: Das Unvermögen, bestimmte Handlungen auf die richtige Art und Weise auszuführen – man denke hier beispielsweise an das An- und Ausziehen von Kleidungsstücken
- Agnosie: Das Nicht-Erkennen von geliebten Menschen – auch nicht der eigenen Person.
- Akalkulie: Die Unfähigkeit zu rechnen.[24]

•   Die dritte Phase wird von Feil als „psychomotorische Phase" und von Verdult als **„die Phase des verborgenen Ichs"** bezeichnet. Der Kranke zieht sich (noch) weiter in seine persönliche innere Welt zurück. Er scheint in sich selbst versunken zu sein und ist oft in Bewegung: Er läuft ziellos oder schlurfend umher. Er wiederholt auch bestimmte Bewegungen endlos. So kann er beispielsweise immer wieder versuchen, seine Serviette zusammenzufalten. Die Initiative zur Kontaktaufnahme muss nun vor allem von der Außenwelt ausgehen; denn der Erkrankte ist dazu kaum mehr imstande, je weiter die Krankheit voranschreitet.

Die sich oft wiederholenden Bewegungen des Kranken oder das endlose Hin- und Herlaufen können eine Reaktion auf ein Zuviel an Eindrücken (oder Reizen) sein, oder umgekehrt auch auf ein Zuwenig an Eindrücken und Reizen. Es erfordert ein äußerst feinsinniges inneres Lauschen und Wahrnehmen, um festzustellen, welche dieser beiden Möglichkeiten diesem Verhalten wohl zugrunde liegt.

Weil die Demenzkranken in dieser Phase so stark auf Reize aus dem Umfeld reagieren, ist eine ruhige Atmosphäre sehr wichtig. Viele Menschen, Hektik, Lärm, plötzliche Geräusche oder grelles Licht erzeugen Angst und Unruhe, die sich direkt im Verhalten des Demenzkranken niederschlagen. Musik kann in dieser Phase von großer Bedeutung sein: Musik aus früheren Zeiten ruft alte, schöne Erinnerungen aus der Jugend hervor. Verse aus der Kindheit werden mitgesummt und mitgesungen und bringen viel Entspannung.

• Die vierte Phase bezeichnet Naomi Feil als „die sensorische Phase", während Rien Verdult über **„die Phase des versunkenen Ichs"** spricht. Der Kranke liegt immerzu im Bett und scheint nun (beinahe) vollständig von sich selbst und seinem Umfeld abgeschottet zu sein. Der Demente scheint in einer eigenen Welt zu leben, die nicht mehr mit anderen geteilt werden kann. Dadurch ist es beinahe unmöglich, noch Kontakt mit dem Kranken aufzunehmen – er reagiert nicht mehr und lässt die Augen meist geschlossen.

Nur 14% der Demenzkranken erreichen diese Phase – die anderen versterben bereits in früheren Phasen der Erkrankung. Der Patient ist bettlägerig, zweifach inkontinent, apathisch und vollkommen von der Versorgung durch andere abhängig.

Es ist wichtig, dass die Pflegenden verstehen, dass es nicht so sehr darum geht, *was*, sondern vor allem *wie* sie es sagen, wenn sie mit dem Kranken sprechen. Der Ton, der Klang und die Lautstärke müssen sanft, herzerwärmend und beruhigend sein. Eine aufrichtige Haltung wahrhaftiger Liebe ist für den

Kranken von entscheidender Bedeutung. Die geistigen Kräfte, die vom Pflegenden ausgehen, sind nun entscheidend dafür, was der Kranke vom irdischen Leben erfährt. Wenn wir über unsere Worte und unsere Haltung dem Kranken wahre Liebe zuströmen lassen können, ist dies erwärmend und tröstend für ihn. Gehen von dem Menschen, der den Patienten pflegt, jedoch Unruhe, Reizbarkeit, Ungerührtheit oder Ungeduld aus, so fügt dies dem Kranken mehr Schmerz zu, als wir uns vorstellen können. Die geistigen Kräfte erreichen ihn ja viel stärker und intensiver, als dies bei gesunden Menschen der Fall ist.

Selbstverständlich ist natürlich auch, dass man mit und zu dem Kranken spricht und – zumindest in seinem Beisein – nicht über ihn redet. Auch Musik, der Klang bestimmter Instrumente, Düfte, die entspannend und wohltuend wirken, Wärme und andere Sinnesreize stellen eine gute Möglichkeit dar, um den Kranken zu erreichen. Manchmal, nur selten, bekommt der Pflegende etwas zurück – ein Lächeln oder einen ganz sanften, fast unmerklichen Händedruck.

Die Versorgung von Demenzkranken

Bei der Versorgung des Demenzkranken ist es – insbesondere in den späteren Phasen der Krankheit – wichtig, sich immer wieder bewusst zu machen, dass der Geist des Kranken, oder sein Ich, nicht krank ist. Der Geist hat sich „nur" zurückgezogen, zum Teil sogar ganz aus dem Körper. Der Geist hat ja keine andere Wahl, weil der Körper – und insbesondere das Gehirn –, ihm keine Gelegenheit mehr bietet, sich optimal auszudrücken. Dadurch sinkt das Bewusstsein des Kranken darüber, wer er früher war und wer er jetzt ist, in tiefere Schichten hinab. Doch es kann in unerwarteten Momenten wieder emporsteigen.

Von außen betrachtet, kann die Demenz, insbesondere in der letzten Phase des „versunkenen Ichs", so himmelschreiend sinnlos erscheinen. Daher ist es gerade dann unabdingbar, dass sich der Pflegende immer wieder vor Augen hält, wie wichtig diese Phase für den Dementen ist. Er verarbeitet in der Stille, was noch unverarbeitet geblieben ist, und kann so befreit unmittelbar durch die Pforte des Todes in die geistige Welt eintreten. Wer das begreift, wird wirklich ganz anders mit dem Demenzkranken umgehen als derjenige, der denkt, dass der Kranke in dieser Phase ein sinnloses Leiden durchlebt. Bedenken Sie dabei aber stets: Auch in dieser Situation spürt der Demenzkranke die innere Haltung des Pflegenden ganz genau, auch wenn er dann nicht mehr imstande ist, dies zu zeigen. Er erlebt das Verständnis der pflegenden Person für die stille Verarbeitung, die in ihm stattfindet, als eine sinnvolle, starke Hilfe bei diesem Prozess!

Bei alledem ist es natürlich von ausschlaggebender Bedeutung, dass die Pflegenden den Kranken weiterhin unbefangen betrachten und aufmerksam lauschen – insbesondere darauf, was der Kranke ihnen ohne Worte noch mitteilen möchte. Diese Unbefangenheit wird auch als 'offene Neugier' für den anderen bezeichnet.

Und zum Abschluss: Bei der *Terminalen Geistesklarheit* – oft kurz vor dem Tod – kann das Bewusstsein eines Demenzkranken sogar wieder so hellwach werden, dass man den Eindruck bekommt, es könne von Demenz keine Rede sein. Es scheint daher, als würde unser Bewusstsein über Möglichkeiten verfügen, um sich außerhalb des physischen Gehirns zu zeigen.

Ein Blick hinter die Dinge

Bei Demenzkranken wird insbesondere das kognitive Element befallen: Das Denken, das Gedächtnis und alles, was zur Welt der Fakten und des abstrakten Denkens gehört. Doch der Mensch ist mehr als ein rein denkendes Wesen – wir sind auch fühlende Menschen!

Dieses Element – die Fähigkeit zu fühlen und zu erleben, bleibt bei dem Dementen auch sehr wohl intakt. Daher ist es wichtig, bei Demenzkranken das fühlende Element anzusprechen. Das ist auch der Grund dafür, weshalb Musiktherapie, Bewegungstherapie und Maltherapie für sie so wichtig sind. Man kann dem Demenzkranken nämlich mit Hilfe dieser Therapien helfen, sich seiner Seele auf eine neue Art und Weise zu öffnen, entsprechend den Möglichkeiten, die ihm noch geblieben sind.

Daher dürfen wir behaupten, dass therapeutisches Arbeiten mit Demenzkranken nicht nur möglich ist, sondern auch einen tiefen Sinn erhält, weil es dem Dementen dadurch ermöglicht wird, neue Fähigkeiten in seinem Inneren zu entwickeln. Ein Beispiel hierfür nannte ich bereits in der Einleitung zu diesem Buch: Jene Frau, die eine Rede über ihre neue Karriere als Malerin hielt.

Es gibt Pflegende, die den Demenzkranken – insbesondere in der Phase des versunkenen Ichs – innerlich aufgeben, weil sie „blind" sind und ihren Blick nur starr auf all die Fähigkeiten fixieren, die dem Kranken abhanden kommen. Sie sind nicht imstande, hinter die Dinge zu blicken und wahrzunehmen, was der Demenzkranke im Stillen alles verarbeitet. Doch wer nur so oberflächlich hinschaut – und folglich das Leben des Demenzkranken in dieser Lebensphase als sinnlos betrachtet – lässt den Kranken gnadenlos im Stich und gibt ihn im Grunde auf. Von allen Personen, die Demenzkranke versorgen, wird daher auch gefordert, dass sie die Fähigkeit entwickeln, hinter die Dinge zu schauen, zu spüren und zu lauschen. Erst dann gelingt es ihnen, sich dessen bewusst zu werden, was im Verborgenen, hinter dem gebrochenen Äußeren, im Kern des Kranken lebt und sich bewegt. Erst dann wird der Demenzkranke für uns zum Lehrmeister, und wir werden uns ihm mit dem unserem Lehrmeister gebührenden Respekt nähern.

3.

Euthanasie als Antwort
auf Demenz?

Altersbedingte Vergesslichkeit

Ältere Menschen befürchten, sobald sie ein wenig vergesslich werden, bereits an der Alzheimer-Krankheit zu leiden und zu beginnen, dement zu werden. Daher ist es wichtig zu wissen, dass zwischen altersbedingter Vergesslichkeit und Demenz ein großer Unterschied besteht.

Wenn wir älter werden, entwickeln wir alle die „üblichen" Alterserscheinungen. Wir vergessen beispielsweise, was wir uns gerade vorgenommen hatten: Sie laufen in die Küche und merken, dass Sie nicht mehr wissen, was Sie eigentlich in der Küche tun wollten. Es fällt Ihnen schwerer, Namen oder bestimmte Worte zu finden. Sie wissen nicht mehr, wo Sie etwas hingelegt haben. Es fällt Ihnen jetzt auch schwerer, zwei Dinge gleichzeitig zu tun, was Sie früher ganz selbstverständlich taten. Dies sind keine Anzeichen von Demenz. Das gehört zur normalen Vergesslichkeit, die jeden Menschen einholt, wenn er älter wird.

Wie Vergesslichkeit entsteht

Woher kommt diese eigentlich? Sie überfällt uns, weil unser Ätherleib – der geistige Körper, der unseren physischen Leib am Leben erhält – sich allmählich ein wenig von unserem physischen Körper zu lösen beginnt, je älter wir werden. Daher beginnt er sich stärker, als es vorher möglich war, mit der geistigen Welt zu verbinden. Dies ist äußerst sinnvoll, denn dadurch können wir als alternder Mensch leichter Inspirationen und Einsichten aus der geistigen Welt aufnehmen. So können wir dann noch ein Stück weiser werden. Ist das nun nicht genau die Aufgabe und das Schöne an jedem Menschen, der das Alter als eine Berufung erlebt, um geistig zu reifen und zu tieferer Erkenntnis zu kommen?

Die Kehrseite dieser sanften Ablösung des Ätherleibs ist freilich die zunehmende Vergesslichkeit. Die Denkkraft und die Kraft des Gedächtnisses, die sich im Ätherleib befinden, können nun nämlich nicht mehr so einfach über den physischen Körper zum Ausdruck gebracht werden.

Die Viergliedrigkeit des Menschen

Doch was ist eigentlich der Ätherleib? Wenn Sie den Unterschied zwischen einem toten Körper und einem schlafenden Körper erkennen, wissen Sie in der Tat augenblicklich, was der

Ätherleib ist. Ein toter Körper besteht ja rein aus einem physischen Leib, der zerfällt (oder in einen Zustand der Verwesung übergeht), weil keine Lebenskräfte mehr in ihm wirken. Ein schlafender Körper jedoch ist ein physischer Leib, der von ätherischen Kräften oder Lebenskräften durchdrungen ist. Diese Energien nehmen die Form unseres physischen Leibes an und werden daher „Ätherleib" genannt. Dabei handelt es sich jedoch um einen geistigen Körper und nicht um etwas Physisches.

Dieser Ätherleib schenkt uns folglich unsere Lebenskräfte und wird aufgrund dessen auch als „Architekt unseres physischen Körpers" bezeichnet.[25] Ein physischer Körper altert mit zunehmenden Jahren sichtbar, weil sich der Ätherleib – und folglich die Lebenskräfte – mehr und mehr vom physischen Körper löst, um sich mit der geistigen Welt zu verbinden.

Anhand dieser wenigen Ausführungen wird bereits deutlich, dass ein Mensch mehr als nur ein physischer Körper ist. Ein Mensch ist nämlich aus vier Elementen aufgebaut und wird daher als „viergliedriger Mensch" bezeichnet. Er besteht aus:

- einem physischen Körper
- einem Ätherleib (der dem physischen Körper Lebenskräfte schenkt, unser Gedächtnis umfasst und unser Denken ermöglicht)
- einem Astralleib (der unsere Seele und damit auch unsere Emotionen und Gefühle enthält), und
- dem Geist (oder dem *Ich*, dem *Höheren Selbst*).

Ohne Kenntnis des Aufbaus des Menschen ist die Krankheit Demenz nicht zu verstehen. Daher füge ich in Anhang 1, am Ende dieses Buches, eine ausführliche Beschreibung des Aufbaus – und somit der Viergliedrigkeit – des Menschen an.

Der Unterschied zwischen Demenz und altersbedingter Vergesslichkeit

Zurück zu unserem Thema: Der Unterschied zwischen altersbedingter Vergesslichkeit und Demenz. Bei Demenz geht es – ebenso wie bei der altersbedingten Vergesslichkeit – darum, dass man Dinge vergisst. Doch dieses Vergessen geht hier weiter und tiefer; auch emotionale und wichtige Dinge werden vergessen – beispielsweise die Tatsache, dass ein Bekannter (oder ein Familienangehöriger) verstorben ist, oder auch der Geburtstag des Partners oder eines Kindes.

Bei der altersbedingten Vergesslichkeit kommt außerdem das, was einem „gerade eben nicht einfällt", nach einer kleinen Weile plötzlich wieder an die Oberfläche. Diese Vergesslichkeit ist zwar manchmal lästig, macht uns jedoch noch nicht hilfsbedürftig. Doch bei Demenz taucht etwas, was man vergessen hat, nicht von ungefähr wieder auf: Was vergessen ist, bleibt (zumindest in den späteren Phasen der Erkrankung) vergessen.

Außerdem führt Demenz auch zu Charakterveränderungen, was bei altersbedingter Vergesslichkeit nicht der Fall ist. Ein Demenzkranker wird manchmal ein wenig argwöhnisch, trübsinnig und in zunehmendem Maße unruhig. Alle diese Veränderungen befallen einen älter werdenden Menschen, der an altersbedingter Vergesslichkeit leidet, nicht.

Ein Paradebeispiel für altersbedingte Vergesslichkeit ist folgende Geschichte:

„Heute brauchten meine Freundin und ich drei Stunden, um auf den Namen eines blühenden Strauches im Garten zu kommen. Erst nach drei Stunden fiel es uns ein: Dieser Strauch mit den herrlichen weißen Blüten ist ein Rhododendron! Doch abends wusste ich es schon wieder nicht mehr. Glücklicherweise wusste meine Freundin den Namen des Strauches noch, sonst wären wir daran hängen geblieben."

Dies ist ein typisches Beispiel für altersbedingte Vergesslichkeit. Bei Demenz steigt der Name des Strauches gar nicht mehr ins Gedächtnis – er bleibt in Vergessenheit!

Eine sinnlose Lebensphase und daher Euthanasie?

Immer öfter entscheidet man sich bei Demenz für Euthanasie. Das Gesetz erlaubt ja in Holland Euthanasie bei aussichtslosen und unerträglichen Leiden. Der bekannte flämische Dichter und Schriftsteller Hugo Claus bekam beispielsweise im Jahr 2006 Alzheimer. Zwei Jahre nach der Diagnose, und bevor er die Kontrolle über sich selbst verlor, beschloss er, seinem Leben durch Euthanasie ein Ende zu setzen. Nun ist es so, dass die durchschnittliche Lebensdauer bei Alzheimer auf sieben Jahre geschätzt wird. Das würde dann bedeuten, dass Hugo Claus sein Leben womöglich um etwa fünf Jahre verkürzt hat.

Bis heute wird über die Entscheidung von Hugo Claus diskutiert: Hatte Hugo Claus damit einen beherzten Entschluss gefasst und ersparte sich sinnloses Leid? Oder ist es so, dass ein Mensch, der sich bei Demenz für Euthanasie entscheidet, sich damit selbst einer Erfahrung beraubt, die im Grunde sinnvoll sein kann?

Auf der Website des NVVE (der niederländischen Vereinigung für ein freiwilliges Lebensende: www.nvve.nl) finden sich verschiedene andere Beispiele von Menschen, bei welchen Demenz festgestellt wurde und die sich zur Euthanasie entschlossen, bevor sich die Krankheit verschlimmerte. Menschen also, die ihre Krankheit als sinnlos ansahen und sich daher für Euthanasie entschieden. Eine Frau, die an Alzheimer litt, sagte, dass sie „nicht vorhabe, diese Höllenfahrt mitzumachen" und „um nichts in der Welt in ein Pflegeheim [wollte]. Man verliert seine Privatsphäre und seine Würde." Als der Arzt kam, der ihr bei ihrer Euthanasie (*Euthanatos* (gr.) = „der gute Tod") helfen sollte, öffnete sie ihm persönlich die Haustüre und ging vor ihm die Treppe nach oben ins Schlafzimmer, wo sie sich auf das Bett legte. Nachdem sie den tödlichen Trank entgegengenommen und ausgetrunken hatte, fiel sie in einen Schlaf und starb nach fünfundzwanzig Minuten.

Der Sinn der Demenz

Immer öfter neigen Menschen, bei welchen Demenz diagnostiziert wurde, zur Euthanasie. Ein Entschluss, der für alle verständlich ist, die glauben, dass der Tod das Ende ist. Warum sollte man sich die Jahre weiteren körperlichen Abbaus nicht ersparen? Für Menschen, die glauben und wissen, dass der Tod zwar das Ende des irdischen Lebens, jedoch zugleich auch der Übergang in ein anderes, geistiges Leben ist, liegt der Fall anders. Für sie ist klar, dass alles, was wir in diesem Leben tun, beschließen oder lassen, eine direkte Auswirkung auf das Leben nach dem Tod hat. Sie leben in der Überzeugung, dass nichts, was uns geschieht, zufällig ist, auch dann nicht, wenn wir selbst den Sinn nicht erkennen oder begreifen können. Daher gehen sie davon aus, dass auch (das Durchleben der Krankheit) Demenz nicht sinnlos ist. Doch was könnte denn der Sinn von Demenz sein?

In den folgenden Kapiteln möchte ich das näher beleuchten. Vorgreifend möchte ich aber bereits Folgendes sagen:

• *Demenz ist eine Lebensphase, in welcher der Kranke die Zeit bekommt zu verarbeiten, was bisher noch unverarbeitet blieb.* Diese Phase der Verarbeitung, so schwer und traurig sie sowohl für den Kranken selbst als auch für diejenigen ist, die ihn lieben, ist nicht sinnlos, sondern macht es möglich, dass der Kranke direkt nach seinem Tod nicht zu viele unverarbeitete Dinge und folglich nicht zu viel Ballast mit in die geistige Welt nehmen muss, die seine weitere Lebensreise dort erschweren.

- *Demenz ist eine Lebensphase, in welcher der Kranke andere Fähigkeiten als die des Denkens entwickeln kann.*

In unserer Zeit ist das Denken so bestimmend und alles beherrschend geworden. Dadurch finden andere geistige Fähigkeiten weniger Berücksichtigung und werden daher auch weniger selbstverständlich gefördert. Dies kann zu einem „Schiefwuchs" der Persönlichkeit führen. Man denke beispielsweise an die Entfaltung von Kreativität, an die Ausbildung eines Schönheitssinnes, an die Entwicklung von Einfühlungsvermögen und Zärtlichkeit oder an die Schärfung des Blickes für Farben und wie diese auf einen Menschen wirken. Dies alles sind Fähigkeiten, die erst zur Entfaltung kommen können, wenn das Denken in unserem Leben eine etwas weniger dominante Rolle spielt. Für einen Demenzkranken ist es möglich – sofern er die entsprechende Hilfe erhält – im Laufe seiner Krankheit doch noch etwas von diesen Fähigkeiten zu entwickeln. Dabei gilt, dass die neuen Fähigkeiten, die sich der Demenzkranke in dieser Lebensphase erwirbt, einen starken positiven Einfluss auf seine künftigen Erdenleben haben werden.

- *Dies bedeutet auch, dass die Demenz jemandem die Gelegenheit gibt, sich selbst aus dem Elfenbeinturm des dominanten Denkens zu befreien.*

Häufig ist dieses Denken im Laufe einer Reihe von Inkarnationen immer dominanter geworden. Durch die Demenz wird nun eine Wendung möglich, zu der auch die Wiederherstellung des Gleichgewichtes zwischen den verschiedenen Seelenkräften gehört.

- *Alles, was wir in unserer zweiten Lebenshälfte – aber insbesondere auch in unserer letzten Lebensphase – an Idealen, neuen Möglichkeiten und Leidenschaften entwickeln, wird in unserem Ätherleib aufgezeichnet. Genau diese Fähigkeiten aus dem Ätherleib bilden (unter anderem) den Keim des physischen Körpers, der uns im nächsten Leben geschenkt wird.*

Folglich ist alles, was der Demenzkranke in der Stille, unsichtbar für andere, verarbeitet und sich aneignet, mitbestimmend für den physischen Körper in seinem nächsten Leben.

Die Auswirkung von Euthanasie auf das nächste Erdenleben

Zusammenfassend kann man sagen, dass Euthanasie dem Menschen die Möglichkeit einer weiteren Entwicklung nimmt, die im Verborgenen – nämlich während er die Demenz durchmacht – stattfindet und von großer Bedeutung sein kann, und zwar sowohl für das Leben nach dem Tod in der geistigen Welt als auch für die folgenden Erdenleben.

So gesehen hat die Euthanasie also einen großen Einfluss auf das kommende Erdenleben: Der so wichtige Impuls für diese neue Inkarnation, den der Mensch während seiner Demenz entwickeln kann, fällt weg. Dieses Fehlen kommt im folgenden Leben direkt zum Ausdruck, beispielsweise in Form einer schmerzhaften Einseitigkeit oder einer gewissen Verhärtung (weil keine neue Empfindsamkeit entwickelt wurde) oder einer (noch ausgeprägteren) Unfähigkeit, eine

Verbindung mit der geistigen Welt aufzubauen und ihre Inspiration zu erfahren.

Jeder darf sich bei seiner Entscheidung für Euthanasie frei fühlen. Doch es ist sehr wohl wichtig, dass wir uns der Folgen unserer Entscheidung bewusst sind – Folgen, die klar werden, wenn man von der Lehre des esoterischen Christentum ausgeht.

4.

Demenz und unsere Erinnerungen

Die Degeneration des physischen Gehirns

Unser physisches Gehirn ist erst im Alter von einundzwanzig Jahren voll ausgebildet. In späteren Jahren beginnt es – genau wie der Rest unseres physischen Körpers – langsam zu altern. Beginnt jemand, dement zu werden, so ist das demnach auch ein Zeichen dafür, dass sein physisches Gehirn anfängt abzubauen. (An dieser Stelle muss jedoch zugleich festgestellt werden, dass nicht jeder, dessen Gehirn anfängt abzubauen, auch beginnt, Demenz zu entwickeln. Das ist natürlich auffällig, und es ist durchaus wert, darüber nachzudenken. Daher werde ich in Kapitel 6 näher darauf eingehen).

- Die Degeneration – oder der allmähliche Schwund – des Gehirns wird durch die *Ablagerung von Plaques an den Blutgefäßen im Gehirn* verursacht. Das bedeutet, dass sich an der Innenwand der Blutgefäße im Gehirn eine Schicht fettartiger Substanzen ablagert, die eine zunehmende Gefäßverengung bewirkt.

- Darüber hinaus gibt es bei Demenz Eiweißzellen im Gehirn, die nicht richtig abgebaut werden und sich daher innen und außen an den Gehirnzellen anlagern und nicht – oder lediglich teilweise – abgebaut werden. Durch diese Anlagerung von *Eiweißzellen* entstehen viele Klümpchen, die die richtige Funktion des Gehirns immer mehr erschweren.
- Außerdem beginnt durch die Verengung der Blutgefäße *Gehirngewebe abzusterben* – denn die Zufuhr von lebensnotwendigen Nährstoffen und Sauerstoff wird immer mehr erschwert.[26]

Durch diesen allmählichen Abbauprozess des Gehirns wird es für unseren Geist oder unser Ich (sowohl für unser niederes als auch für unser höheres Ich) immer schwieriger, unser Leben zu steuern. Der Geist kann seine Absichten nämlich immer weniger über das physische Gehirn zum Ausdruck bringen. Damit verliert der Geist mehr und mehr das Instrument, das er benötigt, um alles, was ein Mensch hier auf Erden verrichten will und muss, zu steuern. Es bleibt ihm nichts anderes übrig, als sich langsam zurückzuziehen, teilweise sogar aus dem physischen Körper.

Menschen im Umfeld des Erkrankten können diesen schrittweisen Rückzug des Geistes ganz deutlich wahrnehmen – die Augen des Dementen zeigen einen immer leereren Blick, und er wird immer schwerer erreichbar. Doch das will noch nicht heißen, dass der Geist des Demenzkranken nicht mehr da ist – im Gegenteil. Der Geist eines Menschen wird ja durch die

Degeneration des Gehirns selbst nicht angetastet. Er kann sich über das physische Gehirn nur immer schwerer zum Ausdruck bringen.

Indem sich der Geist teilweise aus dem physischen Körper zurückzieht, wird die Verbindung des Ichs (oder des Geistes) mit der geistigen Welt immer stärker. Dadurch wird die Hilfe und Einwirkung aus der geistigen Welt ebenfalls stärker und wirkt (über den Geist) heilend auf die Seele des Menschen ein – und damit auf alles, was der Betreffende noch nicht verarbeitet hat. Dies ist jedoch ein Geschehen, das sich in der Stille, für andere unsichtbar, vollzieht. Weil wir dies (mit den Sinnesorganen unseres Körpers) nicht wahrnehmen können, verharren die meisten Menschen auch einfach in dem Zustand, den wir nur zu gut wahrnehmen können – im immer weiter fortschreitenden Abbau.

Kontakt mit einem Demenzkranken aufnehmen

Wer dies alles weiß, kann wahrscheinlich auch verstehen, dass es möglich ist, auf andere Art und Weise – und zwar nicht über das physische Gehirn – mit einem Demenzkranken (mit dessen Geist) in Kontakt zu treten. Dies kann man, indem man innerlich eine direkte Verbindung mit dem Ich (oder dem Höheren Selbst oder dem Geist) des Erkrankten herstellt. Im Prinzip verfügt jeder Mensch über die Fähigkeit, dies zu tun. In unserer Kultur herrscht jedoch eine starke Tendenz dazu, alles, was man nicht direkt beweisen kann, als Unsinn abzutun.

Daher wird auch meist die Möglichkeit, auf spirituelle oder geistige Weise mit dem Höheren Selbst des Demenzkranken Kontakt aufzunehmen, abgelehnt und verneint. So kommt es, dass wir mit dieser Fähigkeit nicht vertraut sind – die meisten Menschen glauben nicht daran und bringen diese Fähigkeit in ihrem Inneren nicht zur Entwicklung.

Doch es ist ergreifend, wenn man hört, was Menschen auf diesem Weg von einem Demenzkranken gesagt bekommen: „Mama erzählte mir, dass sie diese Zeit brauchte, um eine schmerzhafte Jugenderfahrung zu verarbeiten, über die sie niemals gesprochen hatte", berichtete eine Tochter, die eigentlich überhaupt nicht mit der Möglichkeit vertraut war, auf geistige Weise Kontakt mit dem Höheren Selbst ihrer Mutter herzustellen. Sie tat das intuitiv, spontan, aus tiefer Liebe zu ihrer Mutter. An diesem Beispiel können wir ablesen, wozu die Kraft der Liebe dieser Tochter imstande war: Sie war fähig geworden, auf eine neue, ihr unbekannte Weise Kontakt mit ihrer Mutter aufzunehmen.

Die Tochter erzählte auch, dass sie ihre Mutter gefragt hatte, worüber sie denn niemals gesprochen hätte. Ihre Mutter hatte sofort reagiert und gesagt: „Sexueller Missbrauch." Mehr hatte sie darüber nicht gesagt. Ihre Tochter hatte damals einen Onkel, einen Bruder ihrer Mutter, gefragt, ob er darüber etwas wisse. Dieser war mehr als überrascht – er war zutiefst schockiert. Über diesen Missbrauch war von niemandem der Betroffenen jemals wieder gesprochen worden, weil es zu schlimm gewesen war. Derjenige, der ihre Mutter missbraucht hatte, war nämlich ihr eigener Vater gewesen, der Opa der Tochter also.

Allein schon dieses eine Beispiel zeigt, dass der Geist der Demenzkranken nicht krank, sondern noch vollkommen intakt ist. Es zeigt auch die andere, recht unbekannte Möglichkeit, wie man noch Kontakt mit einem Demenzkranken aufnehmen kann.

In einer geistigen Botschaft berichtet ein verstorbener Alzheimer-Patient: „Nun weiß ich inzwischen, warum ich diese Krankheit erfahren musste (…) Meine Seele musste ins Gleichgewicht kommen, bevor ich in die andere Welt hinübergehen konnte. Mein ganzes Leben basierte auf Wissen, auf Rationalität und auf Macht. Das Fühlen hatte ich komplett ausgeschaltet. Ich musste in meinem Leben Entscheidungen treffen, die so viel Schmerz erzeugt haben, dass ich nicht mehr fühlen wollte. Ich konnte den Schmerz darüber nicht ertragen. Ich trug auch schon früh die Verantwortung für die ganze Familie und hatte keine Zeit, Kind zu sein.

Jetzt weiß ich, dass Alzheimer mich diesen Teil hat heilen lassen. Das war nötig, um meine Seele ins Gleichgewicht zu bringen. Durch die Krankheit konnte ich nur noch fühlen. In dem Augenblick, als ich starb, war es gut: Meine geistige Klarheit kehrte umgehend wieder zurück." [27]

Auch an diesem Beispiel erkennen wir den Zusammenhang zwischen dem Verdrängen, nämlich von zu schmerzhaften Lebenserfahrungen, und der späteren Demenz. Die Krankheit beinhaltete auch in diesem Fall offensichtlich eine Gelegenheit, die Seelenkräfte des Demenzkranken (das Fühlen und das Denken) miteinander in Einklang zu bringen. Demnach erhielt der demente Mann die Gelegenheit, unverarbeitete Lebenserfahrungen noch zu verarbeiten, bevor er starb. Dadurch konnte er bei seinem Tod ohne allzu schwere emotionale Belastungen in die geistige Welt eintreten. Außerdem sollte er später sein nächstes Leben auf eine neue Weise beginnen können – seine Seelenkräfte waren ja nun miteinander in Einklang gekommen und konnten sich dadurch gegenseitig ergänzen und verstärken, anstelle einander auszuschließen.

Das Kurzzeit- und das Langzeitgedächtnis

Die ersten Symptome der Demenzerkrankung bestehen – zumindest bei den meisten Formen der Demenz – aus einem Rückgang des Erinnerungsvermögens, und zwar des Kurzzeitgedächtnisses. Das Gedächtnis wird schwächer. Nun ist unser Gedächtnis ja ein Bestandteil des Ätherleibes. Dieser ist es, der dafür sorgt, dass Erinnerungen im Gedächtnis gespeichert werden.

Unser Gedächtnis besteht ja bekanntlich aus zwei Teilen – dem Kurzzeitgedächtnis und dem Langzeitgedächtnis. Man könnte es abstrakt so ausdrücken, dass das Kurzzeitgedächtnis in den äußersten Schichten des Ätherleibes gespeichert ist und das Langzeitgedächtnis in dessen innersten Schichten.

So gesehen, ist es verständlich, dass alle Ereignisse, Erfahrungen oder Wahrnehmungen zuerst als Erinnerung im Kurzzeitgedächtnis gespeichert werden. Von dort aus sickert ein Teil dieser Erinnerungen langsam nach unten bis ins Langzeitgedächtnis hinein. Dort werden diese Erinnerungen dann auf Dauer gespeichert. Insbesondere alle Ereignisse, die im Äußeren geschehen, sinken (über das Kurzzeitgedächtnis) bis in das Langzeitgedächtnis hinab. All das jedoch, was mit dem inneren Erleben zu tun hat, mit Gefühlen, Träumen oder inneren Erfahrungen, bleibt im Prinzip im Kurzzeitgedächtnis gespeichert und sinkt nicht ins Langzeitgedächtnis hinab. Wie der Begriff Kurzzeitgedächtnis bereits sagt, können wir uns an alle diese inneren Erlebnisse nur kurzzeitig erinnern.

Fragen Sie sich selbst einmal zum Test, was Sie nun genau vor einer Woche, also am gleichen Wochentag wie heute, innerlich erlebt und welche Gefühle Sie damals durchströmt haben – das wissen die meisten von uns nicht mehr. Nur über einen Umweg können wir uns manchmal doch noch daran erinnern: Indem wir uns fragen, was wir an jenem Tag getan hatten, wo wir gewesen und welchen Menschen wir begegnet sind. Erst über diesen Umweg erinnert man sich meist auch wieder, wie man sich damals gefühlt hat. Der Umweg besteht also aus dem Heraufholen von Erinnerungen an äußere Umstände, die im Langzeitgedächtnis gespeichert werden. Erst durch diese Erinnerungen können wir uns meist auch wieder bewusst werden, wie wir uns vergangene Woche eigentlich gefühlt haben.

So kann man über einen Umweg also noch für kurze Zeit Erinnerungen an Gefühle wieder heraufholen, die im Kurzzeitgedächtnis gespeichert wurden. Wenn man Sie nämlich fragen würde, wie Sie sich vor einem Jahr gefühlt haben, könnten Sie sich auch über diesen Umweg nicht mehr daran erinnern, außer es haben vor einem Jahr äußerst einschneidende Ereignisse stattgefunden, wie etwa der Tod eines geliebten Menschen. Dieses Ereignis hat sich dann so tief in unser Gedächtnis eingegraben, dass wir uns dadurch auch wieder an unsere Gefühle erinnern können. Doch im Normalfall ist es nicht mehr möglich, unsere Gefühle und inneren Erlebnisse vom letzten Jahr zum Vorschein zu holen.

Gefühle bewusst machen

Es gibt eine Ausnahme: Die inneren Erlebnisse – beispielsweise Träume, Gefühle oder inspirierende Gedanken – die wir uns bewusst gemacht und überdacht haben und bei welchen wir in einer Meditation innegehalten haben, um uns die tiefe Bedeutung dieser Erfahrungen vor Augen zu führen, sinken sehr wohl ins Langzeitgedächtnis hinab.[28]

So konnte eine Frau, ohne dass sie ein Tagebuch oder dergleichen zu Rate ziehen musste, alle möglichen bedeutsamen Träume, die sie im Laufe ihres Lebens gehabt hatte, bis ins Detail beschreiben und dabei zugleich auch erklären, welche Bedeutung diese für sie gehabt hatten. Das konnte sie, weil sie, so berichtete sie, über wichtige Träume stets in ihren täglichen Meditationen reflektierte. Dadurch kam es, dass diese Träume nicht im unerreichbaren Teil ihres Kurzzeitgedächtnisses verschwanden, sondern bis ins Langzeitgedächtnis hinabsickerten. Von dort konnte sie diese Träume nun als bewusste Erinnerungen wieder hervorholen. Was man sich bewusst gemacht hat, sinkt hinab bis ins Langzeitgedächtnis.

5.

Das Pflege-Opfer

Tägliches Reflektieren ist notwendig

Jeder Mensch hat am Ende des Tages eine wichtige Aufgabe zu erfüllen: Er sollte – beispielsweise kurz vor dem Einschlafen oder zu einem anderen Zeitpunkt, der vielleicht passender ist – ganz bewusst innehalten und alles, was er an diesem Tag im Inneren und im Äußeren erlebt hat, Revue passieren lassen. Viele dieser Ereignisse, Gefühle und Erfahrungen sind nicht so wichtig – diese können Sie denn auch gleich wieder als unwichtig fallen lassen, und sie verschwinden dann im Kurzzeitgedächtnis. Doch es gibt auch Erfahrungen, Vorfälle oder Ereignisse, die Sie bewegt oder berührt oder Ihnen auch Schmerz zugefügt haben. Weil diese Ereignisse bei Ihnen diese Gefühle und Emotionen hervorgerufen haben, ist es wichtig, dass Sie über diese nachdenken, sich diese bewusst machen und sie verarbeiten. Wenn Sie dies getan haben, wandern diese – nun bewusst gemachten und verarbeiteten – Erinnerungen nach und nach aus dem Kurzzeitgedächtnis ins Langzeitgedächtnis und bleiben dort für unser Erinnerungsvermögen noch lange abrufbar. Dies gilt folglich auch für unsere inneren Erlebnisse, die normalerweise nur im Kurzzeitgedächtnis gespeichert werden. Indem wir sie uns bewusst machen und verarbeiten, gehen sie ins Langzeitgedächtnis über.

Dieses tägliche Reflektieren ist wichtig, denn alles, was Sie nicht verarbeitet und sortiert haben („dies ist ein Nachdenken wert und und das nicht"), jedoch mit Emotionen beladen ist, bleibt herrenlos in Ihrem Kurzzeitgedächtnis hängen. Zwar vergessen wir viele Ereignisse und Erfahrungen, die wir – indem wir sie uns nicht bewusst gemacht und darüber nicht nachgedacht haben – ins Kurzzeitgedächtnis abgedrängt haben. Doch diese verdrängten Erinnerungen können auf Dauer in unserer Seele ganz schön aufbegehren – und dies, wie bereits gesagt, vor allem, wenn sie mit unverarbeiteten Emotionen beladen sind.

Das Kurzzeitgedächtnis kann nämlich durch diesen nachlässigen Umgang mit unseren Erfahrungen und Erinnerungen überfüllt werden. Dadurch können viele nicht bewusst gemachte Erfahrungen „herumzuspuken" beginnen und die korrekte Funktion des Kurzzeitgedächtnisses immer mehr stören. Oft kann man bei Demenzkranken feststellen, dass sie im Laufe ihres Lebens viele Gefühle verdrängt haben, die nun, während ihrer Krankheit, beginnen, aufzubegehren und sie unruhig zu machen.

So, wie Sie abends Ihre Zähne zur Pflege Ihres Gebisses putzen müssen, und so, wie Sie sich jeden Tag waschen müssen, um Ihren Körper gepflegt zu halten, müssen Sie auch Ihr Gehirn versorgen, um eine gute Funktion des Kurzzeitgedächtnisses auch im höheren Alter zu ermöglichen.

Frauen sind häufiger dement als Männer

Nun dürfte es auch klar sein, weshalb Frauen von Demenz öfter getroffen werden als Männer: Durch die Versorgung ihrer Kinder und anderer Menschen (man bedenke beispielsweise die Tatsache, dass Frauen viel öfter Angehörige pflegen als Männer) haben sie oft keine Gelegenheit, sich um ihr Gedächtnis zu kümmern. Das heißt, sie können nur schwer Zeit reservieren, um sich mit ihren eigenen Erfahrungen und Gefühlen zu beschäftigen, die sie persönlich bewegen. Folglich haben sie häufig auch weniger Gelegenheit als Männer, sich um ihr Gedächtnis zu kümmern – auch schon deshalb nicht, weil dies keine selbstverständliche Aufgabe ist, die uns bei der Erziehung mitgegeben wird. Daher erkennen viele nicht, wie wichtig es ist, gut für unser Innenleben zu sorgen.

Das Steuer müssen nun andere übernehmen

Wir haben festgestellt, dass unser Gedächtnis Bestandteil des Ätherleibes ist. Unsere Erinnerungen werden jedoch aus dem Gedächtnis (genauer gesagt, aus dem Langzeitgedächtnis) von unserem Astralleib an die Oberfläche geholt. Folglich ist es unser Ich (oder unser Geist), das sich mit diesen Erinnerungen beschäftigt, darüber nachdenkt und sich darüber bewusst wird. Bei Demenz ist Letzteres nicht mehr der Fall: Der Astralleib holt zwar regelmäßig Erinnerungen aus dem Langzeitgedächtnis hervor, doch der Geist oder das Ich des Demenzkranken ist nicht mehr imstande, mit diesen Erinnerungen umzugehen und darüber nachzudenken, was diese Erinnerungen denn nun eigentlich sagen wollen. Der Geist hat sich schon zu sehr zurückgezogen und vom physischen Körper gelöst, um dazu noch imstande zu sein.

Daher ist ein Demenzkranker den Emotionen, mit welchen die Erinnerungen, die emporkommen, so oft einhergehen, schutzlos ausgeliefert, weil er sie nicht steuern kann. Das ist die wichtigste Ursache für die wechselnden Stimmungen und die Unruhe vieler Demenzkranker.

Der Demente ist folglich selbst nicht mehr imstande, mit seinen Emotionen umzugehen und diese zu steuern. Er ist nicht imstande, diese Emotionen zu beruhigen und durch Einsicht wieder zur Ruhe zu bringen. Die beruhigende, besänftigende Rolle müssen also andere übernehmen, und zwar die professionellen Pfleger oder die pflegenden Angehörigen. Sie müssen mit der Kraft ihres Ichs (oder ihres Geistes) die manchmal so heftigen Emotionen, die mit den aufkommenden Erinnerungen des Demenzkranken einhergehen, besänftigen und zur Ruhe bringen. Eigentlich genau so, wie eine Mutter das bei ihrem kleinen Kind tut, das die eigenen Emotionen noch nicht selbst steuern kann. Man stelle sich beispielsweise ein Kind vor, das hinfällt und sich wehtut: Dann muss die Mutter die Emotionen, den Schreck und den Schmerz besänftigen und auf die schmerzende Stelle ein Küsschen geben – dadurch beruhigt sich das Kind wieder. Man könnte einen Demenzkranken mit solch einem Kind vergleichen, da er weder seine Emotionen noch sein eigenes Leben mehr selbst steuern kann. Dazu ist er auf die Hilfe von Pflegekräften angewiesen.

Professionelle Pflegekräfte und pflegende Angehörige bringen ein Opfer

Angesichts des gerade Gesagten können wir festhalten, dass professionelle Pflegekräfte und pflegende Angehörige ein großes Opfer darbringen: Sie opfern die Kraft ihres eigenen Ichs, um dem Demenzkranken damit helfen zu können. Sie dürfen bei der Versorgung des Demenzkranken nicht mit sich selbst und ihren eigenen Gefühlen und Emotionen beschäftigt sein. Es gehört nämlich zu ihrer Aufgabe, sich darauf zu konzentrieren, was mit dem Dementen innerlich geschieht. Ob sie sich nun schlecht, krank oder traurig angesichts der zunehmenden Verschlechterung des Zustandes des Dementen fühlen oder aufgrund dessen, was der Demente sagt, in ihrem Inneren bewegt sind – sie müssen all ihre persönlichen Gefühle innerlich vorläufig beiseiteschieben, um sich mit der Kraft ihrer Intuition und ihrer Liebe ganz auf den Dementen und das zu konzentrieren, was dieser gerade benötigt. Das kann man mit Fug und Recht als Opfer bezeichnen.

Ein solches Opfer können Pflegekräfte und pflegende Angehörige nur dann erbringen, wenn sie sich innerlich im Gleichgewicht befinden und dadurch imstande sind, sich über ihre eigenen Emotionen zu stellen. Das bedeutet also, dass von ihnen die Meisterschaft über ihre eigenen Emotionen gefordert ist. Und das ist keine geringe Aufgabe!

Es dürfte damit auch klar sein, dass junge Menschen diese Aufgabe noch nicht erfüllen können. Jugendliche unter einundzwanzig Jahren sind meist noch damit beschäftigt, die Kraft ihres eigenen Ichs auszubilden. Sie sind noch nicht zu dieser Meisterschaft fähig. Erst mit ihrem 21. Lebensjahr sind sie imstande, die Verantwortung für ihr eigenes Leben zu übernehmen und ihr Leben selbst zu steuern. Daher sollten bei der Versorgung von Demenzkranken im Grunde keine Jugendlichen (unter einundzwanzig Jahre) eingesetzt werden.

Es dürfte auch selbstverständlich sein, dass ein Demenzkranker soweit wie möglich ausgebildetes Pflegepersonal benötigt – Menschen, die er kennt und welchen er vertraut. Ein Kind würde es auch nicht ertragen, wenn es jeden Tag eine andere Mutter hätte! Es würde aus seinem inneren Gleichgewicht geraten und nicht mehr umgänglich sein. Ist es im Grunde bei Demenzkranken nicht genauso? Bei der Versorgung von dementen Menschen müssen diese Erkenntnisse so weit wie möglich berücksichtigt werden!

Erinnerungen aus der frühen Jugend

Eine demenzkranke Frau begann ab einem gewissen Moment, sich ihrem Pfleger zu widersetzen, der sie waschen wollte. Sie machte deutlich, dass sie nicht berührt werden wollte. Eines Tages begann sie sogar, ihn zu schlagen und zu treten, sobald der Pfleger Anstalten machte, sie zu waschen. In einem Gespräch mit ihrer Tochter erzählte diese, dass ihre Mutter in ihrer frühesten Jugend – sie war noch keine zwei Jahre alt – von ihrem Großvater missbraucht worden war. Diesen Missbrauch hatte ihre Mutter folglich nicht bewusst erlebt. Sie hatte nämlich zu jenem Zeitpunkt noch nicht einmal „Ich" sagen können.

Doch erst wenn ein Kind „Ich" sagen lernt, kann es sich auch an derartige Dinge erinnern. Weil diese Erfahrung jedoch unbewusst geblieben und nicht als bewusste Erinnerung in ihr Langzeitgedächtnis hinabgesickert war, wirkte diese verborgen in ihrer Seele. Folglich erhielten nun – da der Geist des Ichs ihrer Mutter sich aufgrund ihrer Demenzerkrankung zurückgezogen hatte – all die Ängste, die diese unbewusst gebliebene Erfahrung noch immer hervorrief, den Raum, um sich zu manifestieren.

Durch diese Erklärung der Tochter begannen die Pfleger, das Verhalten der demenzkranken Dame zu begreifen. Ihre Berührungen riefen unbewusst die Erinnerung an das wach, was sie als kleines Kind mitgemacht hatte. Früher hatte jene Dame diese (halb unbewussten und unverstandenen) Ängste mit der Kraft ihres Geistes oder ihres Ichs in Zaum halten können – nur wenige Menschen hatten seinerzeit etwas von ihren Ängsten erfahren. Doch nun, da sich ihr Geist zurückgezogen hatte, erhielten ihre Ängste freies Spiel. Als die Pflegekräfte dies einsahen und begriffen, wurden sie vorsichtiger und geduldiger im Umgang mit dieser Dame, insbesondere bei ihren Berührungen. Es war so, als würde diese spüren, dass sie verstanden wurde, denn ab jenem Moment schwächte sich ihre Aggression immer mehr ab, und sie begann, immer mehr zu zeigen, wie abhängig sie nun geworden war.

6.

Geisteskraft hilft, um Demenz vorzubeugen

Degeneration des Gehirns und doch nicht dement

Im Jahr 1987 begann der Wissenschaftler David Snowdon an der Universität von Kentucky in Amerika eine Studie über die Alzheimer-Krankheit – die bekannteste Form von Demenz, wie wir bereits weiter oben festgestellt haben. 678 Nonnen wurden bei dieser Studie einbezogen. Sie gehörten zu einem amerikanischen Klosterorden, der *Kongregation von Nôtre Dame*.[29] Die Nonnen waren zwischen 75 und 106 Jahren alt. Alle waren bereit, nach ihrem Tod ihr Gehirn zu Forschungszwecken zur Verfügung zu stellen.

Nun gibt es bei Alzheimer sechs aufeinanderfolgende Stadien, die sich in dem Maße voneinander unterscheiden, wie sehr das Gehirn durch den Alterungsprozess, oder das Absterben von Gehirngewebe, angegriffen ist. Das letzte Stadium, das sechste, ist demzufolge die heftigste, radikalste Form der

Schädigung des Gehirns durch Plaques, Eiweißklumpen und absterbendes Gehirngewebe.[30]

Von den Nonnen, deren Gehirn nach ihrem Tod diese radikalste Form der Schädigung deutlich zeigte, hatten 70% Alzheimer entwickelt und waren somit dement geworden, 30% jedoch nicht. Letzteres Resultat war natürlich äußerst auffällig! Es handelte sich dabei ja um Nonnen, deren Gehirn sehr schwer angegriffen und degeneriert war – und die dennoch nicht dement geworden waren. Wie war das möglich? Und welche Faktoren waren es, die dafür gesorgt hatten, dass sie trotz der Degeneration ihres physischen Gehirns kein Alzheimer bekommen hatten?

Bei eingehenderen Forschungen entdeckte man Folgendes:

- Wenig gebildete Nonnen entwickelten die Alzheimer-Krankheit schneller als hochgebildete Nonnen.
- Bei Nonnen, die im Laufe ihres Lebens eine Depression durchgemacht hatten, lag die Wahrscheinlichkeit, dement zu werden, beinahe doppelt so hoch wie bei anderen.
- Auch die Nonnen, die über eine geringe Sprachfertigkeit verfügten und keine bildhafte, kreative Seite im Denken zeigten, hatten ein beträchtlich größeres Risiko, an Demenz zu erkranken.

Das bedeutete folglich, dass Nonnen, die über eine spielerische Sprachgewandtheit und über ein kreatives, plastisches Denkvermögen verfügten, viel weniger häufig dement waren, selbst wenn ihr physisches Gehirn degeneriert und Gehirngewebe abgestorben war. Doch gut und gerne 90% der Nonnen, die an Alzheimer erkrankt waren, verfügten ganz offensichtlich über eine geringe Flexibilität im Denken. Sie waren mental eher starr als beweglich und wendig. Von denjenigen Nonnen, die nicht von Alzheimer befallen waren, hatten nur 13% ein solch eingeschränktes Denkvermögen. Dieses Ergebnis der Nonnenstudie zeigt, wie entscheidend unsere Denkweise für die Antwort auf die Frage ist, ob wir in späteren Lebensjahren von Demenz getroffen werden oder nicht.

Merkwürdigerweise ergab sich aus der Studie auch noch, dass es nichts ausmachte, ob man früher in der Schule gute Noten gehabt hatte oder nicht.

Nebenbei bemerkt: Wie konnte man denn eigentlich bei verstorbenen Nonnen die Art und Weise ihres Denkens untersuchen? Das konnte man anhand der Kurzbiografien feststellen, die die Nonnen beim Eintritt in das Kloster schreiben mussten. So schrieb eine Nonne in ihrer Biografie: „Ich wurde am 24. Mai 1913 in Wisconsin geboren und in der St. James Kirche getauft." Dies ist ein Beispiel für eine Denk- und Schreibweise, die nüchtern, wenig bildhaft und spielerisch ist – sie beschreibt einfach die Fakten. Eine andere Schwester schrieb in ihrer Biografie: „Ungefähr eine halbe Stunde vor Mitternacht, zwischen dem 28. und 29. Februar im Jahre 1912, begann ich mein Leben und Sterben. Ich war das dritte Kind meiner Mutter, deren Mädchenname ‚Hofman' lautete, und meines Vaters, Otto Schmidt (...)"[31] Dies ist ein Text, der ganz lebendig ist und beim Leser Bilder erzeugt. Dieser Text verrät folglich eine spielerische, kreative Denkweise, die eine ganz persönliche

Note hat. Der spielerische Geist der Verfasserin wird bei dem erzählerischen Schreibstil, den sie hat, direkt spürbar – und just diese spielerische Art zu denken schützt diese Menschen im späteren Alter vor Alzheimer.

Geisteskraft verleiht Schutz

Diese Nonnenstudie, die inzwischen Berühmtheit erlangt hat, verdeutlicht, wie wichtig es ist, dass jeder Mensch, um einer späteren Demenz vorzubeugen, innerlich eine gewisse Wendigkeit des Geistes und folglich Kreativität sowie eine spielerische, bewegliche Denkweise entwickeln sollte – am besten gleich von Kindheit an! Nun beruhen all diese kreativen Fähigkeiten natürlich auf der Kraft des Geistes (oder des Höheren Selbst, des Ichs). Es ist ja der Geist, der bis in die Seele wirkt und dabei die Kräfte des Denkens und Fühlens der Seele auf eine höhere Ebene hebt. Das ist die einzige Art und Weise, auf welche ein Mensch die besonderen Geisteskräfte entwickeln kann, die ihm im späteren Lebensalter einen sicheren Schutz vor Demenz bieten.

Anders ausgedrückt: Es ist allein der Kraft des Geistes zu verdanken, dass Menschen nicht dement werden, auch wenn ihr Gehirn bereits degeneriert und schwer von Plaques, Klumpen und abgestorbenem Gehirngewebe angegriffen ist. Dieses Beispiel gibt einen Einblick in die unvorstellbare Kraft des Geistes und zeigt, wie wichtig es ist, dass wir uns des Geistes (oder des Höheren Selbst oder Ichs) bewusst werden und lernen, immer mehr mit diesen Kräften zu arbeiten!

Dies ist übrigens kein unumstößliches Gesetz! Es kommt tatsächlich auch vor, dass Menschen, die in ihrem Leben die kreative Kraft des Geistes entwickelt haben, später dennoch dement werden. Man kann folglich niemals apodiktisch sagen, dass Menschen, die dement werden, sich der Entwicklung ihrer Geisteskraft zu wenig gewidmet haben! Die Tatsache jedoch, dass die Entwicklung der Geisteskraft eine gewisse schützende Wirkung hat, wird aus der Studie von David Snowdon mehr als ersichtlich.

Immanuel Kant, der berühmte Philosoph und mit Sicherheit ein Mann, der sein Denken zu einer großen, kreativen Höhe geschult und entwickelt hatte, wurde dennoch am Ende seines Lebens dement. Gemäß Rudolf Steiner werden gerade sehr intelligente Menschen im hohen Alter oft total dement. Als Beispiel führt er Kant an. Er berichtete über ihn, dass dessen Körper (und sein Gehirn) so schwach und vom Alter angegriffen war, dass sein weiser Geist diesen Körper nicht mehr als Kanal benutzen konnte. So konnte es geschehen, „dass er für die Welt schwach war von Sinnen, doch für die geistige Welt sich im Zustand der Glorie befand".[32] Welche herrliche Ausdrucksweise ist das und welche tröstende, ermutigende Erkenntnis: Ein dementer Mensch, der hier auf Erden so hilflos ist und von dem wir so schnell denken, dass sein Leben sinnlos sei, befindet sich „für die geistige Welt im Zustand der Glorie"! Vielleicht müssen wir lernen, demente Menschen mit anderen, nämlich mit geistigen Augen zu betrachten, so dass wir etwas von dieser Glorie empfangen und uns dieser bewusst werden können! Auch aus diesem Grunde habe ich dieses Beispiel angeführt:

Schon anhand dieser kurzen Bemerkung über Kant können wir schlussfolgern, dass ein kreatives, plastisches Denken nicht immer hilft, um der Demenz vorzubeugen.

Eine Entdeckung, die die Welt der Schulmedizin auf den Kopf gestellt hat

Diese Studie von David Snowdon hält im Übrigen viele Forscher auch weiterhin beschäftigt. So schreibt H. J. M. Bartelink-Hoos in einer Rezension zum Buch von David Snowdon „Gesegnetes Alter" („*Gezegende ouderdom*"), dass Snowdon und seine Mitarbeiter mit der *Nonnenstudie* die Suche nach einer Möglichkeit eingeläutet haben, um wieder gesund zu werden. Sie schreibt unter anderem auch Folgendes: „Es ist eine Suche geworden, die die Welt der Medizin völlig auf den Kopf gestellt hat!"[33] Dieser Kommentar zeigt, wie tiefgreifend die Entdeckung von Snowdon war, die er bei der Nonnenstudie machte, dass nämlich die Entwicklung einer spielerischen Geisteskraft eine starke Präventivwirkung hat und dazu beiträgt, Demenz im späteren Alter vorzubeugen.

Mehr Gleichgewicht zwischen unseren verschiedenen Seelenkräften

Angesichts der oben gemachten Feststellungen ist es faszinierend zu beobachten, wie Demenzkranke es zu genießen scheinen, wenn man es ihnen ermöglicht, ihre Kreativität noch weiter zu entwickeln. Bei den kurzen Anmerkungen, die ich Ihnen zu Beginn dieses Buches unter der Überschrift „Erste Gedankenimpulse" als erste Orientierung zu diesem Thema mit auf den Weg gegeben habe, habe ich auch folgendes Beispiel zitiert, das wir Jan Pieter van der Steen verdanken:

„Eine demenzkranke Frau erzählt ganz begeistert von ihrer neuen Karriere als Kunstmalerin, die sie mit Hilfe ihrer Begleiter begonnen hatte. Das Werk, das sie hinterließ, war schön, gepflegt und hat mich beeindruckt. Ich war überrascht, denn hier stand eine demenzkranke Frau, die nicht von Bitterkeit, Angst und Leid übermannt war, sondern eine Person, die es verstanden hatte, trotz oder dank Demenz ihrer Biografie ein neues Kapitel hinzuzufügen."[34]

Bei Demenz fällt unser Denkvermögen langsam aus. Doch zugleich werden andere Bereiche unserer Seele frei, die nun eine weitere Entwicklung durchmachen können: Das Fühlen, die Wahrnehmung, das Spielen mit Farben, die Entfaltung eines Gefühls für Schönheit und vieles mehr. Genau dies geschieht im oben angeführten Beispiel ebenfalls. Die demenzkranke Frau beginnt eine neue Karriere als Kunstmalerin. Das bedeutet, dass sie in dieser Lebensphase anfängt, neue geistige Kräfte zu entwickeln, die sie bereichern werden.

Nun ist unsere Zeit eine Zeit par excellence, in der das Denken ganz im Zentrum der allgemeinen Aufmerksamkeit steht. Bereits Kinder in der Schule müssen lernen, das Denken zu entwickeln, oft auf Kosten anderer Kräfte, wie Kreativität, Verspieltheit, Fantasie und weiterer geistiger Fähigkeiten. Das Denken beherrscht unser gesamtes Leben. Daran ist natürlich nichts falsch – die Entwicklung unseres Denkens ist ein Geschenk, das wir aus der geistigen Welt erhalten. Das Problem ist nur die einseitige Ausrichtung auf das Denken – dadurch werden andere Kräfte unterdrückt, und wir drohen mehr und mehr zu neuen wandelnden „Kopfmenschen" zu werden. So schwer und heftig die Demenz auch ist, bietet diese Krankheit uns auch eine Möglichkeit, etwas mehr Gleichgewicht in unsere Seelenkräfte zu bringen und die einseitige Überbetonung des Denkens zu durchbrechen.

Auffällig ist beim oben angeführten Beispiel, dass die demenzkranke Frau die Hilfe ihrer Begleiterinnen und Begleiter braucht. Hätte sie diese Hilfe nicht bekommen, so wäre sie wahrscheinlich in einer Stimmung von Unruhe, Angst und Abstumpfung versunken. Diese Hilfe konnten diese Menschen, die sie pflegten, nur geben, weil sie verstanden haben, dass Demenz keine sinnlose Krankheit sein kann, sondern dass die Demenzkranke daraus einen inneren Gewinn zu schöpfen vermag.

Es ist auch wichtig zu erkennen, dass diese Frau – durch den geistigen Gewinn, den sie in ihrer letzten Lebensphase erwirbt – ein weiteres Leben auf andere Weise gestalten wird. Sie wird das neue Leben als ein Mensch beginnen, dessen Seelenkräfte etwas mehr in Einklang miteinander gekommen sind, und nicht als ein einseitiger Mensch, der ein neues Leben sozusagen als „Kopfmensch" antritt.

Diese Frau bat auch nicht um Euthanasie – und zwar, weil ihr Leben trotz der Demenz sinnvoll war und sie auf eine neue Art und Weise Freude erleben konnte. Diese Freude war ihr nur möglich, weil andere an diese Möglichkeit glaubten und dieser Frau helfen, zu lernen, auf eine neue Weise zu leben, die Freude schenkt. So sehen wir, wie wichtig die Menschen, die sie pflegen, für die Demenzkranken sind. Sie müssen nämlich für den Demenzkranken die Steuerung seines Lebens übernehmen. Daher ist es für den Dementen von entscheidender Bedeutung, welche Sichtweise sein Pflegestab gegenüber der Demenz einnimmt!

7.

Analyse der Biografie des Demenzkranken

Die Einsamkeit des Demenzkranken

Wir haben weiter oben bereits festgestellt, dass sich der Geist bei jemandem, der dement wird, allmählich zurückzieht. Eine der Folgen davon ist, dass so manche Unterdrückungsmechanismen beginnen, ihre Kraft zu verlieren.

Damit meine ich Folgendes: Normalerweise sind wir uns ganz genau bewusst, wenn Gefühle von Wut, Enttäuschung oder Betrübnis in uns aufsteigen – und meist gehen wir auch bewusst damit um. Das heißt, dass wir uns von diesen Gefühlen nicht mitreißen lassen und folglich nicht gleich wütend auf jemanden werden, uns aus Enttäuschung in eine Ecke zurückziehen oder in einen Weinkrampf ausbrechen. Wenn wir das Leben als eine Art Bildungsreise oder als einen Weg geistigen Wachstums betrachten, lassen wir uns nämlich von diesen Gefühlen nicht beherrschen, sondern lernen, uns selbst zu fragen, wo denn diese heftigen Emotionen nun eigentlich herkommen und was sie uns sagen möchten. Dabei dringt es oft langsam zu uns durch, dass es noch bestimmte Erfahrungen oder Erinnerungen gibt, die wir nicht richtig oder nicht ganz verarbeitet haben. Folglich stehen wir dann auch vor der Aufgabe, diese alten Erinnerungen und Erfahrungen nochmals ehrlich anzuschauen und sie (noch einmal) bis zum Urgrund zu durchleben, um sie danach loszulassen.

Bei Demenzkranken fällt dies alles weg. Sie sind nicht mehr imstande, sich bewusst zu machen, woher denn ihre Emotionen nun eigentlich kommen. Ebensowenig können sie ihre Erinnerungen doch noch bewusst durchleben. Sie haben keine andere Möglichkeit, als sich von diesen Gefühlen und Emotionen mitreißen zu lassen. Folglich werden sie – in dem Maße, wie sich der Geist oder das Ich zurückzieht, mehr und mehr von all den Emotionen, Gefühlen und Erinnerungen mitgerissen, die abwechselnd in ihnen nach oben steigen. Natürlich verstehen die Menschen, die den Kranken pflegen, diese Gefühle und Emotionen nicht – sie wissen nicht, woher diese kommen. Daher ist es nicht leicht für sie, diese Emotionen zur Ruhe zu bringen und Trost zu spenden. Das macht den Demenzkranken einsam; denn vergessen Sie nicht, dass sein Einfühlungsvermögen sehr wohl funktioniert, auch wenn seine kognitiven Fähigkeiten immer mehr schwinden und er nicht imstande ist, seine Gefühle erkennbar zu zeigen. Dank dieses Einfühlungsvermögens dringt es zu ihm durch, dass die Menschen in seinem Umfeld nicht verstehen, was in ihm vorgeht – und das ausgerechnet jetzt, während er auf andere angewiesen ist, die anstelle seines persönlichen Ichs nun sein Leben lenken.

Ein abrundender Verarbeitungsprozess

Dass die Emotionen, die mit alten Erinnerungen verbunden sind, den Demenzkranken durchfluten, um dann langsam wieder abzuebben, ist für jeden sichtbar. Diejenigen, die ihn pflegen, sehen ja die Wut, die Ängste oder den Kummer, die den Dementen durchdringen. Sie sind sich freilich meist nicht im Klaren darüber, dass dabei zugleich eine Form von unbewusster Verarbeitung alter, noch unbewältigter Erfahrungen stattfindet. Das wird möglich, weil der Geist oder das Ich des Kranken zur Hälfte außerhalb von dessen Körper verweilt und dort von Kräften (oder Wesen, wie etwa Engeln) aus der geistigen Welt durchströmt wird. Mit Hilfe dieser inspirierenden Kräfte können die alten Erinnerungen umgewandelt und gleichsam transformiert werden – die geistigen Kräfte übernehmen die stille Arbeit, die früher von unserem Ich verrichtet wurde.

Die dunklen Emotionen, die bei dieser besonderen Art der Verarbeitung in Form von Wut, Angst oder Tränen freigesetzt werden, sind die Emotionen, die wir als Pflegende von diesem Verarbeitungsprozess erleben. Doch es ist wichtig, dass die Pflegenden immer wieder erkennen, dass dies mehr als nur Emotionen sind – es sind nämlich die stillen Zeugen eines Prozesses der Umbildung und der Heilung, der im Verborgenen stattfindet.

Wer dieses Mysterium – denn was ist diese „Heilung-in-der-Stille" doch für ein bewegendes Ereignis – begreift, wird anders, mit mehr Respekt und größerer Geduld, mit diesen Emotionen umgehen. Denn er versteht, dass diese stille, unsichtbare Form der Verarbeitung die Phase der Demenz zu einem abrundenden Verarbeitungsprozess macht.

Haben Sie keine Angst, sondern versuchen Sie zu verstehen

Um diesen Prozess von Seiten der Pflegenden aus gut verlaufen zu lassen, ist eine vollständige Akzeptanz die Grundbedingung: Sowohl der (manchmal so unbegreiflichen) Gefühle des Demenzkranken als auch des gebrochenen Menschen, der er nun ist. Dabei ist es wichtig, dass der Pflegende keine Angst vor dem Chaos an Gefühlen hat, die der Demenzkranke manchmal so ungehemmt zeigt, oder auch vor der Heftigkeit seiner Emotionen. Natürlich müssen die Menschen, die ihn pflegen, immer wieder versuchen, die Wut zu besänftigen, die Ängste aufzufangen und die Tränen zu trocknen. Doch dabei müssen sie sich selbst immer wieder daran erinnern, dass dieses Chaos an Gefühlen nicht sinnlos ist, sondern im Dienste dieses abrundenden Verarbeitungsprozesses steht.

Ich betone dieses Thema hier deshalb so nachdrücklich, weil die Aggressionsausbrüche des Demenzkranken manchmal nur als bedrohend oder lästig empfunden werden, und nicht als Signale, die in ihrer tieferen Bedeutung, nämlich als Begleiterscheinungen eines Verarbeitungsprozesses, begriffen – und respektiert – werden wollen.

Ihr persönliches Geschenk

Hilfreich beim Verarbeitungsprozess ist auch, wenn die Pflegenden sich beständig vor Augen halten, dass Verständnis und Respekt für die Gefühle des Demenzkranken ihm wirklich helfen! Dies wirkt bei dem Prozess, der sich im Verborgenen vollzieht, unterstützend. Man mag dieses Verständnis und den Respekt sogar als ein Geschenk für den Demenzkranken bezeichnen, denn so wichtig sind diese für ihn.

Das Allerwichtigste dabei ist, dass die Pflegenden „echt" sind, ganz sie selbst. Vergessen Sie nicht, dass der Demente haargenau spürt, was von den Menschen, die ihn pflegen, ausgeht, und darauf sofort reagiert. Je schwächer sein Denken wird, desto schärfer wird sein Einfühlungsvermögen. Wenn der Demenzkranke spürt, dass der andere keine Angst vor seinem Gefühlschaos hat und ihn respektiert, bedeutet das allein schon eine Erleichterung für ihn. Wenn der Pflegende dann auch noch ein wenig kreativ und spielerisch mit diesen Gefühlen umzugehen versteht und womöglich mit Humor reagiert, kann dieses Chaos an Gefühlen leichter in gute Bahnen gelenkt werden.

Ich habe tiefen Respekt vor den Menschen, die Demenzkranke pflegen, denn es ist wirklich eine schwere Berufung, die fortwährend Opfer verlangt, wie ich bereits in Kapitel 5 dieses Buches dargelegt habe.

Antipsychotika

Es dürfte klar sein, dass die regelmäßige Verabreichung von Beruhigungstabletten meist nicht sehr sinnvoll ist; denn damit werden die Emotionen gedämpft und unterdrückt sowie der Verarbeitungsprozess beeinträchtigt. Das gilt insbesondere für den Einsatz von Antipsychotika. Auf der Website von „Alzheimer Niederlande" steht denn auch als Warnung folgende Mitteilung: „Antipsychotika dürfen niemals die erste Wahl für die Behandlung von unerklärlichem Verhalten bei Demenz sein. Zuerst müssen andere Behandlungsalternativen ausprobiert oder zumindest in Erwägung gezogen werden. Wichtig ist, auf das Verhalten des Menschen mit Demenz richtig zu reagieren. Falls Antipsychotika verordnet werden müssen, dann nur für einen kurzen Zeitraum.

Antipsychotika werden zur Behandlung von ‚unerklärlichem Verhalten' bei Menschen mit Demenz, wie etwa Aggression, Angst, Ruhelosigkeit und Verwirrung, zu oft und zu lange angewendet."[35]

Einblick in die Biografie des Demenzkranken

Angesichts des oben Gesagten ist es offensichtlich, warum es für die Pflegenden so wichtig ist, die *Biografie des Demenzkranken* zu analysieren. Welches waren die einschneidenden Ereignisse in seinem Leben? Wodurch wurde sein Leben gekennzeichnet? Was hat in seiner Seele so tiefe Spuren hinterlassen, dass diese Erfahrung sich bis auf den heutigen Tag auswirkt? Man denke beispielsweise an Kriegserfahrungen, die die ältere Generation machte oder die viele neue Mitbürger durchlebten, die aus Kriegsgebieten nach Europa gekommen sind und hier Zuflucht gefunden haben. Man denke an die Flucht, die dazu erforderlich war und für viele traumatisch verlief. Man denke an Erlebnisse wie die Auswirkungen von Naturgewalten, Misshandlungen, den Verlust von geliebten Menschen durch Gewalt, Flugzeugunglücke, Selbstmord oder anderes mehr. Alle diese Erfahrungen kommen – sofern sie noch nicht verarbeitet sind – im Demenzkranken hoch und rufen dabei alte, verdrängte Emotionen wach. Derartige tiefgreifende Erfahrungen können ja im Verborgenen zahllose Jahre lang weiterwirken, ohne dass Außenstehende (oder gar der Betroffene selbst) viel davon merken. Doch demenzkranke Menschen sind nicht mehr imstande, selbstständig mit diesen Emotionen und Gefühlen umzugehen und sie aus eigener Kraft zu verarbeiten.

Jemand hat es einmal folgendermaßen formuliert: „Bei Demenz werden psychische Schutzdeiche, die einen großen Kummer aufstauen, eingerissen, wodurch plötzlich alte Wunden an die Oberfläche kommen."[36] Genau das ist es, was geschieht. Bei Demenzkranken steigen diese Erinnerungen stoßweise auf: Einmal kommt dieser Fetzen an Erinnerung mit den dazugehörigen Emotionen nach oben, dann wieder ein anderer.

Für die Pflegenden bedeutet dies, dass sie sich fragen müssen, was denn nun eigentlich das wichtigste Thema im Leben des Demenzkranken ist. Entsprechend müssen sie sich auf die Suche danach machen, inwiefern dieses Thema im Verhalten des Dementen zum Ausdruck kommt. Jemand, der vom Krieg gezeichnet ist, wird bei Demenz in seinem Verhalten Aggression zeigen. Jemand, der niemals Geborgenheit finden konnte (weil er mit seinen Eltern fliehen musste), ist bei Demenz immer auf der Suche nach Geborgenheit, zeigt Angst, läuft endlos im Kreis und sucht etwas, ohne es zu finden.

Sorgfältiges Beobachten des Verhaltens des Demenzkranken und die Bereitschaft zu lernen, dies im Lichte seiner Biografie zu verstehen, kann helfen, den Demenzkranken zu verstehen und mit seinen Emotionen voller Liebe, Respekt und Verständnis umzugehen.

Unfreiwillige Pflege

Der Maastrichter Hochschuldozent und Altenpfleger Jan Hamers entdeckte bei Studien, dass Demenzkranke, die noch zu Hause leben, durch die Familie oft unter Zwang versorgt werden. Auch bekommen sie regelmäßig heimlich und unter Zwang Medikamente verabreicht und werden manchmal sogar festgebunden. Zwang kommt bei 80% aller dementen älteren Menschen vor, sagt Hamers, und 7% von ihnen wurden schon einmal festgebunden. „Familienangehörige stehen oft mit dem Rücken zur Wand, wenn sie solche Maßnahmen ergreifen", merkt Hamers an. „Sie wissen sich oft nicht mehr anders zu helfen." Seine Schlussfolgerung lautet denn auch, dass Familienangehörige Hilfestellungen bekommen müssen, um zu lernen, wie sie Demenzkranke versorgen müssen.

Die Studie von Hamers – die den bezeichnenden Titel „*Be-*

hind closed doors" („Hinter verschlossenen Türen") trägt – verdeutlicht in jedem Falle zwei Dinge: Die Überlastung von pflegenden Angehörigen, die sich durch die Situation zu solchen drastischen Zwangsmaßnahmen gezwungen fühlen, und der Mangel an Wissen und Erkenntnissen in der Gesellschaft in Bezug auf das, was Demenzkranke denn nun wirklich erleben und benötigen.

8.

Der richtige Umgang
mit einem Demenzkranken

Wir sprechen im Allgemeinen erst von Demenz, wenn der Demente nicht mehr imstande ist, selbstständig zu leben und für sich zu sorgen – und folglich auf die Hilfe von anderen angewiesen ist. Dabei verlieren Demenzkranke in der ersten Phase ihrer Erkrankung – in der „Phase des bedrohten Ichs" – nach und nach den selbstverständlichen Kontakt zu ihrem Umfeld. Aufgrund der schwarzen Löcher in ihrem Gedächtnis, die sich einfach so, unvermittelt, in den Vordergrund schieben können, erkennen sie manche Menschen nicht mehr, haben sie vergessen, welchem Beruf der andere nachgeht, oder wissen vielleicht nicht mehr, ob der andere denn nun eigentlich verheiratet ist oder nicht. In unbekannte Läden und Straßen begeben sie sich lieber nicht mehr; denn sie können dann leicht in Panik geraten, weil sie nicht mehr wissen, wo sie sind. Ganz allmählich verlieren sie den Kontakt zur Wirklichkeit. Durch ihre Krankheit wird auch der Kontakt zu den Menschen, die ihnen lieb sind, mühsamer. Daher ist es in der ersten Phase wichtig, dass die Pflegekräfte und Familienangehörigen immer wieder versuchen, auf geeignete Weise mit dem Kranken in Kontakt zu treten. Doch wie tut man das?

Wichtige Regeln für den Umgang mit einem Demenzkranken

Zuallererst ist es wichtig, dem Demenzkranken Zeit zu gönnen und ihn nicht zu hetzen. Der Demenzkranke ist viel langsamer geworden, wenn es darum geht, etwas zu begreifen, sich einer Sache bewusst zu werden und sich zu vergegenwärtigen, was man denn nun eigentlich meint. Daher braucht er bei allem, was man von ihm verlangt, und bei allem, was er tut oder denkt, (viel) mehr Zeit als andere Menschen.

Darüber hinaus ist es *wichtig, mit einfachen Worten gut verständlich auszudrücken, was man tut.* Das bedeutet: Nicht auf eine kindliche Weise (denn das ist beleidigend), sondern auf einfache Weise! Zwischen einer kindlichen Ausdrucksweise und einer einfachen Art und Weise besteht ein himmelweiter Unterschied!!

Wichtig ist auch, *den Demenzkranken um Hilfe zu bitten*, wo dies möglich ist. Es geht nämlich darum, den Demenzkranken immer wieder zu aktivieren. Dadurch bleiben Sie im Gespräch und nehmen den anderen ernst. Wir sollen ja nicht *über* den anderen, jedoch so viel wie möglich *mit* dem anderen sprechen. Das ist die goldene Regel bei der Versorgung aller Kranken.

Natürlich verdient es der Demenzkranke, mit Respekt und Würde behandelt zu werden und sicherlich nicht, dass man ihn herablassend anspricht oder wie ein erbärmliches Häufchen Elend behandelt. Ein Mann, der an Alzheimer litt und schon jahrelang kein Wort mehr gesprochen hatte, machte eines Tages über automatisches Schreiben seiner Frau deutlich, was er durchgemacht hatte. Er ließ sie unter anderem dieses schockierende Beispiel niederschreiben: „Ihr habt nicht begriffen, weshalb ich (eines Tages) alle Schubladen aus dem Gefrierschrank leer gemacht und das tiefgefrorene Essen auf den Fußboden geschmissen habe. Ich war wütend darüber, dass die tiefgefrorenen Würste, die ich essen wollte, kalt und hart waren. Ihr habt jedoch gedacht, ich wollte euch ärgern. Ihr habt nicht verstanden, dass ich ganz viel nicht mehr begreifen konnte."[37]

Jeder Familienangehörige und jeder Pflegende muss sich immer wieder der Tatsache bewusst sein, dass Körper und Gehirn eines Demenzkranken gewissermaßen gehandicapt sind, dass jedoch *der Geist des Demenzkranken noch völlig intakt ist.* Wie beispielsweise auch Menschen, die im Koma liegen, dennoch hören können, was die Menschen, die an ihrem Bett stehen, sagen (und wie sie manchmal sogar hören können, was die Menschen, die an ihrem Bett sitzen, denken!), so kann auch der Geist des Demenzkranken gleichsam aus seinem Gehirn heraustreten, um zu hören und/oder zu fühlen, wie wir reagieren. Dabei ist ihre Empfindsamkeit äußerst geschärft (auch wenn sie sich das nicht anmerken lassen können), und sie spüren daher haargenau, mit welcher inneren Haltung wir uns ihnen nähern. Wie wir im oben stehenden Beispiel sahen, können wir den Demenzkranken durch unser Unverständnis, unsere Reizbarkeit oder unsere Verärgerung verletzen. Jeder

Pflegende wird also nicht nur für den Kranken, sondern auch für seine eigene Seele sorgen müssen!

Machen Sie sich klar, dass es bei der Versorgung des Demenzkranken immer wieder um folgende Grundregel geht: „Er ist Ihr Lehrmeister." Sie können nämlich im Umgang mit ihm etwas lernen, was Ihnen niemand anders beibringen kann!

In der ersten Phase von Demenz ist es mit Sicherheit wichtig, dem Demenzkranken *die Möglichkeit einer freien Wahl* zu lassen! Das ist natürlich nicht immer möglich, doch die Menschen, die ihn pflegen, müssen ein Gespür dafür entwickeln, wo diese Wahlfreiheit noch möglich ist, und sie dürfen diese dann auch dem Demenzkranken mit dem gebührenden Respekt anbieten. Das schenkt dem Dementen das Gefühl, dass er in seinem eigenen Leben noch immer etwas zu sagen hat und nicht ganz abhängig ist. Wie wichtig dies wirklich für den Demenzkranken ist, lässt sich an dem bitteren Ausspruch des (dementen) Rene van Neer ablesen, der zu seiner Tochter sagte: „Der Stempel ‚Demenz' ist ein Freibrief, um einem alle Bürgerrechte zu rauben."[38]

Das Realitätsorientierungstraining (ROT) und die Validationsmethode

Bei der Versorgung von Demenzkranken spielen zwei Arten des Umgangs mit ihnen eine wichtige Rolle:

- *das ROT oder Realitätsorientierungstraining **und***
- *das validierende Pflegekonzept*

Dabei ist die erste Art und Weise, die Realitätsorientierung, vor allem in der ersten Phase der Demenz geeignet, das zweite Konzept, die Validationsmethode, hingegen in den späteren Stadien der Demenz.

Das Realitätsorientierungstraining

Ende der 50er Jahre entwickelte der amerikanische Arzt Folsom das Realitätsorientierungstraining, das ROT, kurz auch *Realitätsorientierung* genannt. Er stellte fest, dass viele Demenzkranke, die in einem Pflegeheim aufgenommen wurden, ziemlich schnell hospitalisierten. Sie nahmen die Führung an, die ihnen geboten wurde, befolgten die Regeln und ergriffen keine Eigeninitiative mehr. Dadurch wurde der Demenzprozess beschleunigt, anstelle hinausgezögert zu werden. Folsom suchte daher nach einer Methode, die das Fortschreiten der Krankheit soweit wie möglich abbremsen konnte – eine Methode also, die den Dementen stimulieren, in Bewegung bringen und ihm helfen sollte, den Kontakt mit der Wirklichkeit soweit wie nur möglich wiederzufinden.

Das Realitätsorientierungstraining, das er entwickelte, beinhaltete, dass durch eine konsequente Haltung der Pflegekräfte, Besucher und Familienangehörigen sowie durch Anpassungen im Umfeld – beispielsweise indem man große Uhren aufhing und Wegweiser anbrachte – der Patient so gut wie möglich mit der Realität in Kontakt gehalten werden sollte. Dem Kranken sollten fortwährend und immer wieder aufs Neue Informationen über den Ort gegeben werden, an dem er sich befand, über die korrekte Uhrzeit und über die Persönlichkeit, die er war. In der Alltagspraxis wurde diese Methode in späteren Jahren weiter ausgearbeitet. So begann man in den 70er Jahren, die Betonung mehr auf das Training der Wahrnehmung, der Orientierung und der Ausdrucksweise zu legen.

In der Praxis jedoch stieß man auf Widerstand, und dieses Realitätsorientierungstraining erwies sich als wenig effektiv. Aber auch wenn es nicht so effektiv war, zeigte das Realitätsorientierungstraining als Pflegekonzept offensichtlich doch positive Auswirkungen – insbesondere, weil man das Lebensumfeld so übersichtlich und erkennbar wie möglich machte. Das geschah beispielsweise durch eine deutliche Beschilderung mit Wegweisern, durch eine feste Tageseinteilung mit verschiedenen Aktivitäten und indem man dem Kranken seine „persönlichen Siebensachen" ins Krankenhaus oder Pflegeheim mitnehmen ließ. Daher spricht man heute eher von einem *realitätsorientierten Pflegekonzept* als von einem *Training*.

Der validierende oder wertschätzende Pflegeansatz

Das Realitätsorientierungstraining (ROT) wird nur in der ersten Phase der Krankheit – in der Phase des bedrohten Ichs – angewendet. In der folgenden Phase – der Phase des verwirrten Ichs – funktioniert dieses Pflegekonzept nicht mehr. Der Demenzkranke ist nun nämlich so weit aus der Wirklichkeit der Gegenwart (oder dem Hier und Jetzt) weggeglitten, dass er den realitätsorientierten Therapieansatz nicht mehr begreift. Versucht man nun, den Dementen in die Wirklichkeit des Augenblicks zurückzurufen, reagiert er darauf mit Verwirrung und Unverständnis. Auch macht ihn ein derartiger Versuch nur traurig und unsicher. Die Vergangenheit ist für ihn in dieser Phase selbst mehr zur Wirklichkeit geworden als die Gegenwart. Der Demenzkranke lebt nun vor allem in der Vergangenheit. Daher gelingt es einfach nicht mehr, ihn in die Realität der Gegenwart zurückzurufen. So kann es geschehen, dass er das Pflegeheim für sein Elternhaus hält und fragt: „Wann kommt Mama nach Hause?" Auf diese Weise, so stellt Jan Pieter van der Steen fest, wird die eigentliche Welt um ihn herum an die Vergangenheit angepasst, wie er sie erlebt.[39]

Im Jahr 1963 entwickelte Naomi Feil für diese Situation die Validationsmethode. Es stellt sich die Frage: Welches ist in dieser Phase die sinnvollste Art und Weise, um mit dem Demenzkranken umzugehen? Ihr Ansatzpunkt war die Tatsache, dass in dieser Phase der Krankheit beim Demenzkranken alle möglichen unverarbeiteten Erinnerungen aufsteigen, die noch verarbeitet werden wollen. Daher ist es jetzt sinnvoll, von der Erlebniswelt des Dementen auszugehen. In der vorangegangenen Phase versuchte die Person, die für ihn die Pflege übernommen hatte, den Demenzkranken so weit wie möglich in die Wirklichkeit des Augenblicks zurückzurufen. Doch nun, da dies nicht mehr gelingt und der Demente vor allem in der Vergangenheit lebt, ist es wichtig, in seine Erlebniswelt mitzugehen. Denn, so stellte Feil fest, der Demente braucht nun die Anerkennung und Bestätigung der Welt, in der er lebt.

Bei der Validation geht es also nicht nur darum, dass wir in der Erlebniswelt des Dementen mitgehen, sondern dass wir ihm dabei auch die Bestätigung geben, dass diese Welt die authentische Wirklichkeit ist. Lassen Sie mich dies an einem Beispiel illustrieren:

„Eine ältere demenzkranke Dame sitzt bereits seit einigen Stunden im Pflegeheim und wartet darauf, dass ihre Kinder aus der Schule nach Hause kommen. Als es dunkel wird, wird sie immer unruhiger. Die Pflegerin, die ihre Erlebniswelt ernst nimmt, fragt nun: ‚Was haben Sie immer gemacht, wenn die Kinder von der Schule nach Hause gekommen sind? Und wie gingen sie eigentlich zur Schule?' So folgte eine Frage auf die andere. Als die Demenzkranke merkte, dass ihre Gefühle ernst genommen wurden, wurde sie ruhiger und begann, ausführlich von ihren Kindern zu erzählen. Beim Sprechen fiel die Anspannung langsam von ihr ab."[40]

Auf diese Art und Weise, so sagt Feil, kann man dem Demenzkranken in dieser Phase Anerkennung und Bestätigung seiner Gefühlswelt geben. Dadurch fühlt er sich ernst genommen. Die Folge davon ist, dass das Selbstwertgefühl des Demenzkranken wiederhergestellt wird, dass Angst und Anspannung (zumindest teilweise) abebben und der Demente sich glücklicher fühlt. Außerdem stellte Feil fest, dass der Demenzkranke auf diese Weise auch noch alle möglichen alten Emotionen sowie unverarbeiteten Erfahrungen verarbeiten konnte.

„Eine demenzkranke ältere Dame hatte mittags Besuch von zwei ihrer Kinder gehabt. Kurz nach ihrem Besuch beklagte

sie sich bei der Pflegerin, dass sie ihre Kinder niemals mehr
sah. Die Pflegerin antwortete nicht: ‚Aber die waren doch ge-
rade eben bei Ihnen zu Besuch gewesen', sondern fragte: ‚Sie
vermissen Ihre Kinder sehr, oder? Ich glaube, Sie sind sehr auf
sie ausgerichtet, nicht wahr?'"

Diese Pflegerin stellte „Fragen zur Erlebniswelt" des Pfle-
gebedürftigen, wie Feil diese Fragen nennt. Sie reagierte intuitiv und empathisch, um sich in das hineinzufühlen, was die
Demenzkranke nun eigentlich erlebte und innerlich durch-
machte. Ausgehend davon stellte sie ihre Fragen und gab der
älteren Dame die Möglichkeit, ihre Gefühle zu äußern, die
sie für ihre Kinder hegte. Sie rief sie also nicht in die Realität
zurück, weil die ältere Dame das absolut nicht mehr verstanden und eine solche Bemerkung ihre Unruhe nur noch mehr
verstärkt hätte.

Bei der Validationsmethode geht es folglich um eine Haltung
voller Empathie, das Einfühlen in die Gefühlswelt des anderen
und um die Fertigkeit, aus dieser Haltung heraus Fragen zu
stellen. Empathie bedeutet in diesem Fall, dass man sich – mit
ganzer, aufrichtiger Liebe im Herzen – in die Gefühlswelt des
Demenzkranken hineinversetzt, und zwar so, dass dieser spürt,
dass er verstanden wird. An sich kann das jeder – man muss
keine ausgebildete Fachkraft sein. Natürlich muss man sich die
Zeit nehmen, um den Dementen zu beobachten. Man muss gut
hinhören können – auch auf die versteckten Botschaften hinter den Worten. Man muss lernen wahrzunehmen, was er mit
seinen verschiedenen Gebärden ausdrücken möchte, und man

muss sich in die Biografie des Dementen vertiefen. Nur dann wird man die Validationsmethode richtig anwenden können!

„Eine demenzkranke Dame, die bereits in den Neunzigern war, wurde im Pflegeheim versorgt. Sie wurde schnell reizbar und böse, wenn die Pfleger sie in Schutz nahmen oder ihr erklärten, was sie tun sollte. Aus ihrer Lebensgeschichte ergab sich, dass sie sehr früh Witwe geworden war, ihre Kinder allein großgezogen und alle finanziellen Probleme immer selbst hatte regeln müssen. Sie war es daher gewohnt, alles selbst zu tun und die Zügel in den eigenen Händen zu halten. Als die Pfleger dies begriffen hatten und sie mit größerem Verständnis und mehr Respekt dafür, wer sie war, versorgten, schmolzen aller Ärger und alle Reizbarkeit wie Schnee in der Sonne dahin."

Von pflegenden Angehörigen erfordert die Validationsmethode nicht nur Einsicht in das ‚Warum' der Krankheit, sondern auch praktische Übung. Die Erfahrung, die Stella mit ihrem dementen Vater gemacht hat, spricht in dieser Hinsicht Bände. Sie erzählt:

„Mein Vater erkannte mich, seine Tochter, immer noch, wenngleich er mich auch kürzlich gefragt hat, wie es denn Stella so ginge und was sie in der Schule so mache. Gleich sprang mein alter Mechanismus an, und ich sagte ihm, dass ihm Stella gegenüber sitze. Als ich sein erstauntes Gesicht sah, wusste ich, dass ich es nicht gut gemacht hatte. Wenn er mich das jetzt wieder fragt, sage ich: ‚Stella geht es prima, sie lässt dich schön grüßen!'"[41] Das nun ist die validierende oder wertschätzende Methode. Das Verwunderliche daran ist, dass viele pflegende Angehörige diese Methode, genau wie Stella, ganz

von selbst entdecken – und zwar aus Liebe, Achtung, Respekt und Treue, mit welcher sie für ihre demenzkranken Eltern oder ihren Partner sorgen.

Erzählen bedeutet verarbeiten

Grundlage der Validationsmethode ist, dass man versteht, dass das Verhalten des Demenzkranken und alles, was er sagt – so unbegreiflich es auch manchmal sein mag – eine tiefere Bedeutung hat. Daher ist es wichtig, sich hineinzufühlen und bewusst zu machen, was der Demente denn nun eigentlich meint oder innerlich mitmacht. So geschieht es regelmäßig, dass der Demenzkranke seine Pflegerin für seine Mutter hält. Dann hilft es natürlich nicht, wenn die Pflegerin sagt: „Ich bin aber gar nicht Ihre Mutter, denn die ist schon lange gestorben." Was jedoch hilft, ist, dass sie erkennt, dass sich der Demente offensichtlich gerade stark mit seiner Mutter beschäftigt. Wird sie sich dessen bewusst, kann sie Fragen zu seinen Gefühlen gegenüber seiner Mutter stellen. Fragen wie etwa: „Hatten Sie eine liebevolle Mutter?" Oder: „Vermissen Sie Ihre Mutter?" Fragen wie diese helfen dem Demenzkranken dabei, die alten Erinnerungen zu verarbeiten.

Dabei ist es auch wichtig, dass wir erkennen, dass ein Demenzkranker nicht nur schwere unverarbeitete Erfahrungen noch verarbeiten muss, sondern dass er eigentlich bereits beginnt, *alle* Erfahrungen, die er im Leben gemacht hat, zu verarbeiten – also auch die Erfahrungen, die nicht schwer oder belastend waren.[42] Was hilft ihm bei dieser Verarbeitung besser, als immer wieder über diese Erfahrungen sprechen zu dürfen? Erzählen bedeutet zugleich verarbeiten. Folglich sind auch Fragen, die den Dementen dazu auffordern, über seine Erinnerungen zu berichten, für die Wiederbelebung dieser alten Erfahrungen und damit für den Verarbeitungsprozess, den er durchlebt, unverzichtbar. Die Person, die den Demenzkranken pflegt, wird diese Fragen immer wieder neu stellen, selbst wenn sie die Antwort bereits kennt – einfach aus dem Wissen um diese alte Grundregel heraus: Erzählen = verarbeiten.

9.

Die therapeutische Begleitung demenzkranker Menschen

Musiktherapie

Welche Betreuung brauchen demenzkranke Menschen – neben den Mahlzeiten, der medizinischen Versorgung und der täglichen Körperpflege – denn noch? Weil der Mensch, wie wir bereits festgestellt haben, nicht nur aus einem physischen Körper besteht, sondern auch eine Seele und einen Geist hat, müssen neben dem Körper auch die Seele und der Geist gut gepflegt werden. [43] Doch wie soll denn diese Fürsorge aussehen? Was kann hilfreich, tröstend und ermutigend auf Seele und Geist einwirken?

Eine Analyse von dreiunddreißig Studien über diverse (nicht-medikamentöse) Therapien für Demenzkranke hat ergeben, dass die Musiktherapie von all diesen Therapien am effektivsten ist, und zwar nicht nur für den Demenzkranken, sondern auch für die Menschen, die ihn pflegen. Eigentlich ist das durchaus verständlich: Musik wirkt auf jeden Menschen ganz direkt ein. Darüber hinaus sind Demenzkranke durch den Abbau ihrer Schutzhülle viel feinfühliger geworden.

Musiktherapie ist in der modernen westlichen Welt zwar eine recht junge Therapie – in Wirklichkeit ist sie jedoch uralt. Bei früheren Völkern war es beispielsweise üblich, mithilfe der Musik Krankheiten zu vertreiben. Auch in der Bibel finden wir verschiedene Beispiele dafür, dass Musik eingesetzt wird, um Heilung herbeizuführen und das Leiden von Kranken zu lindern. So spielte David (der spätere König Israels) für König Saul auf der Harfe, als dieser krank war – wodurch Saul die Erleuchtung fand, wie in der Bibel erzählt wird.[44]

Die Tatsache, dass Musiktherapie in unserer heutigen Zeit in Pflegeheimen immer häufiger praktiziert wird, ist mit die Folge davon, dass der Effekt dieser Therapie so deutlich sichtbar ist.[45] Die stimulierende Kraft der Musik bei Demenzkranken wird an diesem Beispiel offensichtlich:

„Mein Vater ist arg daneben. Es kostet meine Mutter nun die größte Mühe, ihn aus dem Bett zu bekommen, um zur täglichen Behandlung zu gehen – außer am Tag des Chores. Wenn sie sagt: ‚Es ist Chortag!‘, springt mein Vater aus dem Bett und ist fix und fertig noch bevor das Taxi kommt.“[46]

Auch dieses Beispiel ist vielsagend:
„Frau C. ist sehr unruhig und fordert von ihrem Personal viel Aufmerksamkeit. Sie kommt in das Musikgeschäft herein. Ich singe ein Lied aus Drehnte, aus der Gegend, aus der sie herkommt. Frau C. wird still und sagt: ‚Ich bin wieder zu Hause.‘“[47]

Musiktherapie wurde zwar zunächst in der geistigen Gesundheitspflege angewandt, wird aber gegenwärtig in zunehmendem Maße auch bei körperlichen Beschwerden eingesetzt. So wird diese Therapie unter anderem auch genutzt, um Schmerzen zu lindern und die Genesung nach Operationen zu fördern.

Alternative Therapien statt Medikamente

Bei einer wissenschaftlichen Untersuchung in drei Pflegeheimen in Italien entdeckte man, dass die Musiktherapie ein hervorragendes Mittel bei Verhaltensstörungen und zudem eine hervorragende Alternative für Medikamente ist.[48] Es stellte sich nämlich heraus, dass bei Musiktherapie Wahnvorstellungen, Ängste, Agitation, Aggression und Apathie ganz deutlich zurückgehen. Der Effekt der Therapie war sogar einen Monat nach der letzten Behandlung noch sichtbar! Auch verbesserte diese Therapie das empathische Verhalten der Dementen: Sie lachten (oder lächelten zumindest) bei der Behandlung, auch wenn sie das schon lange Zeit nicht mehr getan hatten. Außerdem stellte sich heraus, dass sie offensichtlich dazu imstande waren, eine Beziehung mit dem Therapeuten aufzubauen – und das bei Menschen, die dazu in der Tat kaum mehr imstande waren.

Wie inspirierend Musik für einen Demenzkranken sein kann, wird auch an folgendem Beispiel deutlich: Eine demenzkranke Dame, vierundachtzig Jahre alt, besuchte im Pflegeheim, in dem sie wohnte, die Musiktherapie. Sie erzählte darüber: „Ich tue alles, um so lange wie möglich in guter Verfassung zu bleiben. Puzzlespiele, Gymnastik, Übungen. Doch das Miteinander bei Musik ist Nahrung für meine Seele. Ich bin nicht mehr nur ein kranker, trübsinniger Mensch!"[49]

Wie bereits gesagt, ist die Musiktherapie uralt: Völker aus der fernen Vergangenheit sangen für ihre Kranken und spielten auf Musikinstrumenten, um Krankheiten auszutreiben oder vorzubeugen. In unserer heutigen Zeit beginnen wir, die kraftvolle Wirkung dieser Therapie wiederzuentdecken. Gerade auch, weil der Effekt davon so deutlich spürbar ist, hat diese Therapie inzwischen bereits in ganz vielen Pflegeheimen einen Platz gefunden. Doch es ist leider eine bedrohte Therapieform; denn sobald gespart werden muss, ist der Musiktherapeut oft einer der Ersten, der diesen Sparmaßnahmen zum Opfer fällt. Im Allgemeinen fällt der Beschluss dazu durch Manager, die sich kaum in den Sinn und die Auswirkungen dieser Therapie vertieft haben – und das ist dann (mehr als) schade.

Künstlerische Therapie

Neben der Musiktherapie haben auch andere Therapien, wie etwa Handmassage, Berührungstherapie und körperliche Bewegung, sich als hilfreich erwiesen: Die Demenzkranken kommen dadurch zur Ruhe und benötigen ganz offensichtlich weniger Medikamente.[50]

Auch künstlerische Therapie wirkt nachweislich positiv und bringt den Patienten zur Ruhe. Der Demenzkranke lernt, seine Innenwelt auf andere Weise als mit Hilfe des Denkens zum Ausdruck zu bringen. „Künstlerisch tätig zu sein, macht die

Innenwelt des Menschen, der an Demenz leidet, sichtbar und besprechbar. Was auf der Seelenebene gestrandet war, kann so wieder losgerüttelt werden", sagt Jan Pieter van der Steen.[51] Er stellt auch fest: „Dort, wo das ordnende Denken den Menschen mit Demenz oft im Stich lässt, kann die künstlerische Therapie dem ‚Ich' helfen, die Ordnung bei Dingen im Gefühlsleben wiederherzustellen."[52]

Einige Beispiele für künstlerische Therapie sind:

• *Künstlerische Reminiszenz*
Bei dieser Therapie werden frühere Erfahrungen des Demenzkranken beleuchtet. Dabei geht es nicht so sehr um die unverarbeiteten schmerzhaften Erfahrungen, sondern gerade um geliebte Erinnerungen, die den Kranken erwärmen und ihm durch das erneute Verweilen darin neue Kraft schenken.

Zur künstlerischen Therapie gehört auch das *Malen*. Hier geht es darum, dass der Demenzkranke selbst malt oder, wenn das nicht möglich ist, weil der Kranke das nicht mehr kann – der Therapeut für den Kranken malt. In letzterem Fall wird der Therapeut mit großem Einfühlungsvermögen abtasten, welche Bilder und Farben benutzt werden müssen. Muss es eine Sonne werden, ein Kind oder vielleicht ein Baum in voller Sommerpracht? Es ist wichtig, dass man versteht, dass demenzkranke Menschen äußerst feinfühlig sind, insbesondere was Farben und Bilder anbelangt.

Auch diese Therapien dienen nicht nur der Verarbeitung von Erinnerungen, die im Patienten aufsteigen – sie bekämpfen auch den Schmerz, und zwar allein schon durch die Zerstreuung, die sie bieten. Außerdem machen sie den Erkrankten auffallend oft viel ruhiger: Angst, Unruhe und Wut verschwinden wieder, und an ihrer Stelle kommt eine andere Seite zum Vorschein – die des Stillwerdens und des Friedens.

Auch Yoga hat sich neben Meditation und dem Betrachten von Kunst als wirksame Therapie herausgestellt. Diese Formen von Therapie bringen die Atmung wieder in Balance und führen dadurch zur Entspannung. Indem der Demenzkranke sozusagen loslässt und sich öffnet, kommt er zu einer gewissen Vertiefung und – gemäß seiner Privatsphäre – zu einer entsprechenden Form der Besinnung.

Die innere Ruhe oder Unruhe der Pflegenden

Auch Pflegende, die aus einem inneren Gleichgewicht heraus verständnisvoll – in Kenntnis der Biografie des Demenzkranken – zuhören können, wirken auf die Kräfte von Seele und Geist stärkend ein. Letzteres ist übrigens nicht selbstverständlich, sondern es erfordert, dass sich die Pflegenden stets bewusst sind, wie wichtig das eigene innere Gleichgewicht ist. Der innere Frieden, der geistige Esprit und die Liebe für andere Menschen sind Kräfte, die direkt auf den Dementen einwirken.

Der Pflegeheimarzt S. Zuidema machte Forschungen zur Situation von Demenzkranken. Er stellte einen großen Unterschied im Verhalten von Demenzkranken in den verschiedenen Pflegeheimen fest: In manchen Häusern gab es Patienten, die regelmäßig stießen, schlugen, schimpften und mit den Füßen traten, doch in anderen Pflegeheimen kam das viel seltener vor.

Zuidema entdeckte, wie es dazu kam: „Ich weiß, dass es viel ausmacht, wie die Pflegenden gelaunt sind. Ich weiß, dass es nicht gut ist, wenn durch Unterbesetzung keine begleiteten Aktivitäten angeboten werden können. Doch dass das einen solch großen Einfluss haben könnte, wusste ich nicht."[53]

Lieber eine Therapie als Antipsychotika

Ein Kommentator stellte anlässlich der Studie von Zuidema Folgendes fest:

„Betagte Demenzkranke werden unruhig. Dann bekommen sie Antipsychotika, Mittel gegen Schizophrenie. Davon werden sie benommen. Dann stürzen sie und brechen sich die Knochen. Daraufhin bindet man sie auf einem Stuhl fest. Dann ist in jedem Fall wieder Ruhe. (…) Ein Forscher aus Nijmegen (Zuidema) hat die Auswirkungen dieser Art von ‚normaler‘ Versorgung untersucht und diese mit Therapieformen verglichen, die die Vereinigung gegen Quacksalberei entsetzlich finden wird: Musiktherapie und sanfte körperliche Berührung. Diese wirkten erwiesenermaßen tatsächlich besser als die Standardlösungen – und es klingt auch noch besser! Lieber Musik und Berührung als Pharmazeutika und festgebunden werden (…), oder?"[54]

10.

Die Sprache der Demenzkranken verstehen lernen

Begreifen beginnt mit einem Staunen

Der österreichische Schriftsteller Arno Geiger, dessen Vater an Demenz litt, schrieb: „Weil mein Vater nicht mehr über die Brücke in meine Welt kommen kann, muss ich zu ihm ins Jenseits hinübergehen."[55] Diese Aussage macht deutlich, wie notwendig es ist, dass wir lernen, uns in denjenigen hineinzuversetzen, der demenzkrank ist: Sowohl in seine manchmal so unverständlichen Äußerungen als auch in das, was er mit seinem Verhalten dem anderen sagen will. Es ist nicht immer leicht, sich in das einzufühlen, was ein Demenzkranker meint. Eine Pflegerin sagt: „Menschen mit Demenz befinden sich in ihrer eigenen Luftblase, und es ist eine Kunst, da hineinzukommen." Menschen mit Demenz können sich übrigens über das Medium Sprache allmählich immer weniger ausdrücken. Gestik und Mimik werden mit der Zeit vielsagender als Worte."

Manchmal fällt es schwer zu verstehen, was ein Demenzkranker denn nun eigentlich sagen möchte, doch manchmal auch nicht. Wirklich jeder kann noch verstehen, was er mit seiner Aussage „Herr Doktor, mein Kopf ist vollgestopft mit Watte" meint. Was ist das eigentlich für eine bewegende, prägnante Aussage – so bildhaft. In ganz wenigen Worten wird die Essenz der Demenz zusammengefasst. Zu lernen, in den Demenzkranken hineinzulauschen und zu verstehen, was er uns sagen möchte, beginnt denn auch mit dem Staunen über die Schöpfungskraft, die in seiner Weise zu kommunizieren deutlich wird. Staunen ist die Brücke, die zum Verständnis für den anderen führt.

Eine andere Demenzkranke sagte: „Ich bin wie ein Wagen, der den Hang hinabrollt." Auch hier stoßen wir wieder auf dieselbe Schöpfungskraft. Wenn ein Wagen den Hang hinabrollt, kann man ihn nicht mehr bremsen. Ist das nicht genau das, was der Demenzkranke erlebt? Dass er die Kontrolle über sich selbst verliert und keine Möglichkeit mehr zu bremsen (= Kontrolle über sich selbst) hat? Außerdem rollt der Wagen den Hang hinab: Es geht mit dem Dementen immer nur weiter bergab, und es ist niemand da, der diesen Prozess stoppen kann. Allein der Tod ist das unwiderrufliche Ende dieses Prozesses.

Wenn das Sprechvermögen immer mehr nachlässt, verschiebt sich der Schwerpunkt immer mehr in Richtung Gestik und Mimik. Im Umgang mit Demenzkranken lernen wir, auf unseren Nächsten voller Liebe und Respekt zu schauen, so dass dadurch sein Inneres und die Absicht unseres Gegenübers immer mehr erhellt werden. Zu lernen, hinter die Dinge zu schauen, das ist nicht nur die Mission, sondern auch das Geschenk, das der Demenzkranke uns mitgibt. Wir sollten zumindest bereit sein, dieses Geschenk anzunehmen und uns dafür einzusetzen.

Die Bildersprache bringt Klarheit

Die Seelsorgerin Maria van Zutphen nennt in ihrem Buch einige Beispiele für die Bildersprache der Demenzkranken. So zitiert sie einige prägnante Aussagen von Dementen über sich selbst, die sie sehr berührt haben: „Ich bin wie ein streunender Hund." Und: „Ich habe mein Ich verloren." Oder: „Mein Herz kann da nicht mehr mithalten."[56]

Sie berichtet auch von einer Frau, die im Pflegeheim aufgenommen worden war, als ihr Mann, der noch zu Hause wohnte, verstarb. Die Familie nahm sie mit nach Hause, damit sie dort Abschied von ihrem Mann nehmen konnte. Als sie ins Pflegeheim zurückkam, wurde sie gefragt: „Wie geht es Ihnen denn jetzt so?" Sie antwortete: „Ich bin bei meinem Mann gewesen, aber er war nicht zu Hause." Sie hatte also festgestellt, dass ihr Mann nicht mehr da war und sie nur noch einen toten Leichnam gesehen hatte.

Ein demenzkranker Mann hatte erfahren, dass er an Krebs litt und seine Krankheit nicht mehr behandelbar war. Als er aus dem Krankenhaus zurückkam, fragte ihn sein Seelsorger: „Wie geht es Ihnen?" Er antwortete: „Ich habe solche Schmerzen in den Füßen." Der Seelsorger fragte: „Was ist damit?" Der Mann: „Nein, so einen Schmerz in meinen Beinen." Der Seelsorger: „Wie kommt das?" Der Mann: „Sie sind so schwer."

Der Seelsorger: „Ist da ein bisschen Blei drin?" Der Mann: „Ja, jetzt, da Sie das sagen."

Dies ist ein herrliches Beispiel für die Art und Weise, wie man in der Bildersprache mit einem Demenzkranken kommunizieren kann. Dabei ist es wichtig, im Bild zu bleiben und die verborgene Bedeutung des Bildes nicht mit logischen Worten zu umschreiben. Gerade dadurch, dass er in der Stimmung des Bildes blieb, konnte der Pfleger dem Mann helfen, sich auf seine individuelle Weise dessen bewusst zu werden, was er nun eigentlich nach der Mitteilung des Arztes in seinem Inneren mitmachte.

Die Bildersprache, die bei Demenzkranken auffällt, können wir auch bei Sterbenden und bei schwerkranken Kindern wiederfinden. Bei ihnen ist beispielsweise das Wort „umziehen" ein symbolisches Wort für „sterben". Der *Schmetterling* ist das Symbol für die Seele, die sich vom Körper löst, und der *Herd* das Symbol des Lebens(feuers). Die Symbolsprache von Sterbenden, schwerkranken Kindern und Demenzkranken ist eng verwandt mit der Symbolik der Träume. Wenn wir Demenzkranke besser verstehen lernen möchten, dann ist es sinnvoll, wenn wir uns dieser Sprache etwas bewusster werden und uns diese aneignen.[57]

Hinter die Dinge schauen

Adelheid Roosen hat über eine Erfahrung berichtet, die sie mit ihrer dementen Mutter hatte, die in einem kleinen Heim für demenzkranke Menschen lebte. „Ich traf meine Mutter einmal an, als sie dastand und ganz versunken in die Toilettenschüssel schaute. Sie hieß ‚Hetty‘, und mein Vater nannte sie immer ‚Jet‘. Da kam ich plötzlich auf die Idee, sie mit diesem Namen anzusprechen. Ich rief: ‚Jet! Du suchst etwas.‘ Sie blickte überrascht auf. ‚Ja‘, sagte sie. ‚Was suchst du denn?‘ ‚Kaffee‘, war ihre Antwort. Ich stellte mich neben sie und stierte ebenfalls in die Toilettenschüssel. ‚Wo schauen wir da eigentlich gerade rein?‘ ‚Das ist die Kloschüssel.‘ ‚Mama, du suchst Kaffee in der Kloschüssel!‘ – und dann mussten wir alle beide so herzlich lachen. Ich finde, dass man da nicht um den heißen Brei zu reden braucht, man kann einfach sagen, was Sache ist. In der eigenen Wirklichkeit bleiben, aber es ihr nicht krummnehmen, dass sie in ihrer eigenen Wirklichkeit lebt.“[58]

Übrigens beschreibt Adelheid Roosen die Demenz ihrer Mutter als einen Prozess, in dessen Verlauf sie erlebt, wie ihre Mutter immer mehr zum Vorschein kommt. Früher, als junges Mädchen, hatte sie fortwährend Streit mit ihrer Mutter: Wegen ihrer langen Fingernägel, ihres Lippenstifts und ihres großen Mundes. Aber, sagt sie: „Nun sehe ich sie mit Bleistift und Kugelschreibern auf dem Boden ihres Zimmers sitzen und Worte auf das Tuch schreiben. Ich weiß nicht, welche Worte. Ich kann ihre Bedeutung nicht herausfinden, aber sie kratzt auf dem Boden herum. Und dann – ich sage es mit einem Zögern – um niemanden zu sehr vor den Kopf zu stoßen, dann wurde ich glücklich. Ich sehe Freiheit.“[59] Sie spricht die letzten Satzfetzen zögerlich aus – denn die meisten Menschen sehen bei Alzheimer nur körperlichen Abbau und Gebrechen. Sie jedoch sieht, dass ihre Mutter sich durch ihre Krankheit etwas ganz Wesentliches erobert: die Freiheit.

Dieses Beispiel von Adelheid Roosen macht deutlich, wie wichtig, wie entscheidend die Art und Weise ist, wie man Demenzkranke betrachtet. Man kann die Degeneration, den Verlust und die Tragik anstarren, bis man blind wird. Man kann aber auch lernen, mehr in die Tiefe zu schauen – und dadurch dem auf die Spur kommen, was man mit dieser Krankheit gewinnen kann. Das kann man jedoch nur, wenn man bereit ist zu lernen, hinter die Dinge zu schauen. Wahrscheinlich ist das für Adelheid Roosen leichter als für andere, weil sie Schauspielerin und Theatermacherin ist – eine Berufung, die sie wahrscheinlich darin geschult hat, hinter die Fassade zu schauen.

Die Kraft von Verspieltheit und Humor

Im Umgang mit Demenzkranken sind Humor und Verspieltheit wichtig. Weil der Demenzkranke oft mit Gefühlen und Emotionen konfrontiert wird, die in ihm aufsteigen und die er nicht steuern kann, hängt es vor allem von den Reaktionen der Menschen in seinem Umfeld ab, ob er bei diesen Emotionen hängen bleibt oder ob sie mit Humor spielerisch besänftigt werden können. Ein hervorragendes Beispiel für die besänftigende Kraft des Humors ist Folgendes:

„Dass einer Mutter immer wieder der Name ihrer Tochter Tineke nicht einfallen wollte, stimmte diese ganz traurig. Da dachte sie sich etwas aus. Sobald sie zu ihrer Mutter kam, begann sie, von 1 bis 9 zu zählen, woraufhin ihre Mutter triumphierend ausrief: ‚Tineke'!"[60]

Immer öfter wird in Versorgungssituationen die Kraft des Humors entdeckt. Manche Menschen behaupten sogar, dass er bei der Betreuung von leicht verletzbaren Menschen unabdingbar ist. Auch ist er, so sagt Bogers, ein Rettungsanker für Pfleger und Pflegende.[61] Ein Lachen macht alles milder, Humor hebt die Stimmung und entschärft die Situation.

Das gilt nicht nur für professionelle Pflegekräfte und pflegende Angehörige, sondern auch für die Demenzkranken selbst.

„Ein demenzkranker Mann wurde, als er eine Geschichte erzählte, von einem Freund gereizt mit folgenden Worten unterbrochen: ‚Das hast du doch schon erzählt, Mensch!' Der Mann reagierte darauf mit der Erwiderung: ‚Siehste mal – ich habe es nicht vergessen!'"[62]

Auch kreative Spielerei ist wichtig

Herr van Dam ist in fortgeschrittenem Stadium dement. Manchmal ist er sehr ängstlich, kann dann aber seiner Frau nicht vermitteln, was ihn im Augenblick stört. Er läuft jammernd durch das Haus, als würde er etwas suchen, das er nicht finden kann. Seine Frau hat gemerkt, dass es nichts hilft, wenn sie ihn fragt, was denn los sei. Das macht ihn nur noch ratloser. Doch eines kann ihn beruhigen: Wenn sie ihn umarmt, seinen Kopf an ihre Brust legt und ihn sanft hin- und herwiegt, dazu wird er nach ein paar Minuten wieder ruhig.

Frau van Dam lässt sich also nicht aus der Fassung bringen, wenn ihr Mann auf ihre Fragen, was denn mit ihm los sei, keine Antwort gibt. Sie macht sich vielmehr auf die Suche nach anderen Möglichkeiten, um ihn wieder zur Ruhe zu bringen. Es klingt so einfach, und doch ist es ein herrliches Beispiel für kreative Verspieltheit.[63]

11.

Das Wunder der Terminalen Geistesklarheit

Bewusstsein ohne physisches Gehirn

Wir haben in diesem Buch bereits weiter oben festgestellt, dass der Geist unabhängig vom physischen Gehirn funktionieren kann. Das bedeutet – so muss dann auch die richtige Schlussfolgerung daraus lauten – dass Bewusstsein möglich ist, auch wenn das physische Gehirn so sehr durch Krankheit abgebaut hat, dass logisches Denken und Bewusstsein über das Gehirn nicht mehr möglich sind. Ein beeindruckendes Beispiel für diese Tatsache finden wir in der so genannten „terminalen Geistesklarheit". Damit ist gemeint, dass es Menschen gibt, deren Gehirn zwar geschädigt ist, die aber dennoch kurz vor ihrem Tod nochmals aus dem Koma aufwachen – oder aus einer jahrelangen Erstarrung erwachen, in die sie durch die Demenz geraten waren, und beginnen, ausgiebig mit ihren Lieben zu sprechen. Medizinisch betrachtet, ist das beim Menschen unmöglich. Und doch geschieht es! Es zeigt die Kraft des Geistes, der sich auch ohne physisches Gehirn zu erkennen geben kann.

Gerade dies ist einer der wichtigsten Inhalte dieses Buches: Der Geist eines Menschen, der dement ist, bleibt unangetastet, auch wenn er sich über das Gehirn nicht mehr zum Ausdruck bringen kann.

Aus dem Koma erwacht

„Ein fünfjähriger Junge lag infolge eines inoperablen Gehirntumors bereits drei Wochen lang im Koma. Ununterbrochen waren Familienangehörige in seinem Zimmer, um ihm so gut wie möglich beizustehen. Auch wenn er im Koma lag, sprachen sie dennoch fortwährend weiter zu ihm. Als die Familie schließlich einsehen musste, dass eine Heilung nicht mehr möglich war, sagten sie zu ihm, dass er in das Land des Lichts gehen dürfe, auch wenn sie ihn schrecklich vermissen würden. Kurz darauf, am Tag, als er starb, geschah es, dass er plötzlich aufwachte und die Augen aufschlug. Als er seine Familienangehörigen um sein Bett herum stehen sah, bedankte er sich ausgiebig dafür, dass sie bereit waren, ihn gehen zu lassen, und erklärte ihnen, dass er nun bald sterben würde. Dann glitt er wieder ins Koma zurück und starb noch am selben Tag."

Die Ärzte hatten vorausgesagt, dass der Junge nicht mehr aus seinem Koma erwachen würde, weil sein Gehirn aufgrund des Tumors nicht mehr funktionierte. Und doch geschah es. In letzter Zeit dringen immer mehr derartige Erfahrungsberichte von Menschen an die Öffentlichkeit, die schwer dement sind, die im Koma liegen (beispielsweise infolge eines Verkehrsunfalls) oder die an einer schweren Gehirnschädigung leiden und dennoch plötzlich erwachen und beginnen, sich mit ihren Lieben zu unterhalten. Die meisten dieser Ereignisse waren laut Auskunft der Ärzte faktisch unmöglich: Das Gehirn all dieser Menschen war so schwer geschädigt, dass es nicht mehr möglich war, noch in aller Ruhe und geistig vollkommen hellwach mit den Ihnen nahestehenden Menschen sprechen zu können. Und doch ist es geschehen, und außerdem – nach dem, was sich jetzt anhand all der vielen Berichte herauskristallisiert, die allmählich bekannt werden – sehr viel öfter, als wir bisher dachten.

Geistesklarheit

Solche Momente, in welchen ein Schwerkranker wieder zu Bewusstsein kommt und beginnt, sich mit den Familienangehörigen, die bei ihm im Raum sind, zu unterhalten, werden Augenblicke der „geistigen Klarheit kurz vor dem Tod" genannt. Im Deutschen – in Deutschland sind inzwischen ausführliche Forschungen zu diesen Ereignissen erfolgt – werden sie als „terminale Geistesklarheit" bezeichnet – Momente geistiger Klarheit. Man nennt sie „terminal", weil bei weitem die meisten Menschen, die dies überkommt, innerhalb von zwei Wochen nach diesem Moment der Geistesklarheit sterben. 50% versterben noch am selben Tag, die anderen 50% im Laufe der auf diesen Moment der Geistesklarheit folgenden zwei Wochen.

Für all diese Menschen gilt: Ihre „terminale Geistesklarheit" ist eine faktisch unmögliche Geistesklarheit, weil es sich in den meisten Fällen um Menschen mit schwerer Gehirnschädigung handelt. Dennoch kommt diese Geistesklarheit, oder dieses Erwachen, um vieles öfter vor, als wir bisher wussten!

Der deutsche Forscher Michael Nahm hat mehr als siebzig Beispiele aus medizinischen Unterlagen aus der Vergangenheit gesammelt.[64] Dabei ging es unter anderem um Menschen, die an einem Gehirntumor litten, die einen Schlaganfall hatten oder infolge einer Hirnhautentzündung geistig beeinträchtigt waren. Er fand Beispiele für terminale Geistesklarheit auch bei Menschen, die schwer dement und nicht mehr imstande waren, mit anderen Menschen zu kommunizieren. In all diesen Fällen ging es um Menschen, deren Gehirn (schwer) geschädigt war, wie dies auch bei Dementen der Fall ist.

In den Berichten über diese Ereignisse wird verschiedene Male verwundert angemerkt, dass die kognitiven Fähigkeiten (das zusammenhängende Denken) und das Vermögen, sich an Dinge zu erinnern, offensichtlich auch ohne normales Gehirn möglich sind – oder um es mit den Worten von Pim van Lommel auszudrücken: „Es gibt offensichtlich ein Bewusstsein, das ohne physisches Gehirn existiert."

Eine Pflegerin, die eine Phase terminaler Geistesklarheit bei einem Familienangehörigen miterlebt hatte, war davon tief bewegt. Sie erzählte: „Seitdem bin ich mir bei einem Patienten, der im Koma liegt, oder bei jemandem, der schwer dement ist und nicht mehr erreichbar zu sein scheint, immer der Tatsache bewusst, dass er mich hören kann, und ich spreche weiterhin fortwährend zu ihm, aus dem tiefen Wissen heraus, dass Kommunikation möglich bleibt, auch wenn das Gehirn geschädigt wurde und wir nicht begreifen können, wie der Kranke uns hören kann."

Drei Beispiele für Terminale Geistesklarheit bei Demenz

Eine Reihe von (durch Nahm angeführten) Beispielen für terminale Geistesklarheit handelt von Menschen, die schwer dement und nicht mehr imstande waren, mit anderen zu kommunizieren. Gern möchte ich davon drei Beispiele zitieren:

1) „Eine ältere Dame litt bereits seit fünfzehn Jahren an der Alzheimer-Krankheit. Sie wurde von ihrer Tochter liebevoll versorgt. In den letzten Jahren vor ihrem Tod reagierte sie auf nichts mehr und zeigte keine Anzeichen mehr, ob sie ihre Tochter überhaupt noch erkannte. Doch kurz bevor sie starb, erwachte sie plötzlich aus ihrem dämmerartigen Zustand, in dem sie unerreichbar schien, und begann ein ausführliches Gespräch mit ihrer Tochter. Dabei zeigte sie, dass sie genau wusste, was ihre Tochter in all den Jahren ihrer Krankheit durchgemacht hatte."

2) „Eine andere Dame, ebenfalls im gesetzten Alter und schon jahrelang schwer dement, hatte bereits ein paar Jahre lang nicht mehr mit ihrer Familie gesprochen oder auf diese reagiert. Doch eines Tages kam sie plötzlich zu

Bewusstsein und begann, mit ihrer Enkelin zu sprechen, die im Zimmer war. Sie fragte sie, wie es verschiedenen Familienangehörigen denn so ginge und erteilte ihrer Enkeltochter Ratschläge. Danach glitt sie wieder in ihre Demenz zurück, und kurze Zeit später verstarb sie."

3) In den Niederlanden war es Margarete van den Brink, die in ihrem Buch: *Opengaande vergezichten („Der Horizont lichtet sich")* ein ergreifendes Beispiel für terminale Geistesklarheit angeführt hat:[65]

„Eine demente ältere Dame, deren einziger Sohn und deren Ehemann verstorben waren und die in einem Pflegeheim wohnte, wurde alle fünf bis sechs Wochen von ihrer Nichte besucht. Die Nichte nahm dann ihre Tante immer auf einen kleinen Ausflug mit dem Auto mit und trank mit ihr zum Abschluss immer eine Tasse Kaffee in einem Café. Die Nichte holte dann Erinnerungen aus der Vergangenheit hervor und erzählte ihrer Tante davon, doch die Tante reagierte nicht und schaute sie lediglich mit einem glasigen Blick an. So ging das zehn Jahre lang, ohne dass die Tante jemals ein Wort sprach. Bis auf jenes eine Mal. Wieder saßen Tante und Nichte bei einem Kaffee im Café. Doch plötzlich trat die Tante aus ihrer Demenz und sagte: ‚Wenn du mich wieder ins Heim zurückgebracht hast, bin ich immer ganz aufgeladen und kann die nächsten Wochen wieder ertragen! Und ich weiß auch, dass du immer für mich gebetet hast. Aber was du nicht weißt, ist, dass auch ich immer für dich gebetet habe!'

Die Nichte war vollkommen perplex. Sie erzählte: ‚Das Gespräch mit meiner Tante dauerte wahrscheinlich nicht länger als fünf Minuten – dann war es vorüber, und die Demenz schlug wieder zu. Es war zu recht ein besonderer Tag, denn es war das letzte Mal, dass ich meine Tante sah. Drei Tage später ist sie plötzlich verstorben.'"

Die Schlussfolgerungen von Nahm

Michael Nahm zog aus all diesen Vorfällen den Schluss, dass die herrschende wissenschaftliche Auffassung über den Zusammenhang zwischen Gehirn und Geist von Grund auf revidiert werden muss. Der Geist scheint ja kein Produkt des Gehirns zu sein, wie die meisten Wissenschaftler glauben, sondern er funktioniert offensichtlich unabhängig vom Gehirn. Forschungen wie diese, ebenso wie die Studie zu Nahtod-Erfahrungen in den Niederlanden von Pim van Lommel, zwingen die Wissenschaft dazu, ihre Ausgangspunkte grundlegend zu revidieren.[66]

Wir müssen aufgrund der vielen von Nahm angeführten Beispiele also feststellen, dass ein Denken ohne Gehirn möglich ist. Um zu zeigen, welche Tragweite diese Schlussfolgerung hat, benutzte Nahm folgendes Bild: „Denken ohne Gehirn ist wie Fliegen ohne Flugschein!" Es scheint unmöglich zu sein, dass man ohne Gehirn denken kann, und doch kommt es vor!

Es bleibt für uns – die nahezu alle mit einem äußerst materialistischen Weltbild aufgewachsen sind – faszinierend festzustellen, dass Gedächtnis, Sprache und Denkvermögen bei Menschen zurückkehren können, die eine schwere Gehirnschädigung haben und daher, rein physisch betrachtet, nicht imstande sind, zu denken, zu sprechen oder sich zu erinnern.

Demenzkranke bekommen alles mit

Für unseren Umgang mit Demenzkranken erscheinen mir die Erkenntnisse und Beispiele, die Nahm nennt, sehr wichtig. Aus seiner Studie geht beispielsweise hervor, dass schwer demenzkranke Menschen in Augenblicken terminaler Geistesklarheit zeigen, dass sie alles mitbekommen haben, was in den vergangenen Jahren rund um ihr Bett herum und mit ihren Lieben geschehen war. Auch wenn sie schon jahrelang unbeweglich im Bett gelegen haben, ohne auch nur irgendetwas zu sagen oder irgendwie zu reagieren. Das bedeutet folglich, dass von uns große Aufmerksamkeit beim Umgang mit schwer demenzkranken Menschen gefordert ist, die rein nach außen hin nicht mehr wahrzunehmen scheinen, was um sie herum geschieht. Aber nun stellt sich heraus, dass sie, auch wenn sie ihr Gehirn nicht einsetzen können, dennoch auf eine andere, geistige Weise weiter in unserer Mitte leben und erfahren können, was mit ihren Lieben geschieht. Das ist wirklich ein tiefgreifendes Fazit!

Genesungen kurz vor dem Tod

Doch Michael Nahm hat noch etwas anderes entdeckt, dass nämlich kurz vor dem Tod auch eine Genesung einsetzen kann. Ein Beispiel hierfür ist dieses Ereignis:

„Eine ältere Dame litt an der Alzheimer-Krankheit. In den letzten beiden Jahren ihres Lebens reagierte sie auf nichts mehr und lag nur da, um endlos an die Decke zu starren. Schließlich erlitt sie einen Herzinfarkt und war klinisch tot. Sie wurde umgehend wiederbelebt. Nach ihrer Reanimation war sie während mehrerer Stunden geistig vollkommen klar. Sie bedankte sich bei ihren Kindern dafür, dass sie sie regelmäßig besucht hatten, obwohl sie ihre Dankbarkeit dafür niemals hatte aussprechen können. Sie freute sich auch darüber, dass sie den Ärzten und Pflegern danken konnte. Bei allem, was sie sagte, zeigte sie, dass sie viel von dem mitbekommen hatte, was in den beiden letzten Jahren geschehen war – vielleicht hatte sie auch alles mitbekommen. In der darauffolgenden Nacht machte ein zweiter Herzinfarkt ihrem Leben ein Ende."

In diesem Beispiel fand diese alte Dame nicht nur ihr Erinnerungsvermögen, ihre Sprache und ihr Denkvermögen wieder, sie konnte sich auch bewegen und hatte ihre Motorik zurückerhalten – und das bei einer Frau, die etwa zwei Jahre lang unbeweglich im Bett gelegen hatte! Das ist wirklich eine außergewöhnliche Form einer für unser Denken „unmöglichen" Genesung. Erneut ein besonderes Zeichen, das uns die Kraft des Geistes beweist!

Auf die Frage, weshalb denn die terminale Geistesklarheit nahezu immer in der letzten Lebenswoche, in der Hälfte der Fälle sogar am letzten Lebenstag stattfindet, antwortet Nahm:

„Je mehr sich der Mensch der Schwelle des Todes nähert, desto loser wird das Band zwischen dem Geist und dem physischen Körper. Der Geist ist daher in diesem Moment durch die hemmende Wirkung des Körpers weniger beeinträchtigt als je zuvor. In solchen Situationen kann sich der Geist trotz eines schwer geschädigten Körpers – oder schwer geschädigten Gehirns – zu erkennen geben."

Eine Journalistin stellte ihm folgende Frage: „Viele Menschen denken, dass die terminale Geistesklarheit das letzte Aufflackern der Seele bedeutet. Sie hingegen meinen, dass es hierbei gerade um das erste Erhellen des Geistes auf seinem Weg in sein geistiges Zuhause geht. Auf diese Frage antwortete Nahm mit folgender Bemerkung: „Es gibt ganz viele Hinweise dafür, dass ein Mensch mehr ist als das, was wir für gewöhnlich wahrnehmen und jeden Morgen im Spiegel sehen. Jeder Mensch scheint in einer geistigen Wirklichkeit zu gründen und besitzt eine verborgene Seite der Existenz. Unser Wachbewusstsein ist dabei lediglich die Spitze des Eisbergs. Die tiefere, verborgene Daseinswirklichkeit halte ich für unsere Lebensquelle und unser eigentliches Zuhause. Gemäß allen Informationen, die wir dank Nahtod-Erfahrungen erhalten haben, kehren wir bei unserem Tod wieder in jene Wirklichkeit zurück."

Es ist faszinierend zu sehen, wie sich immer mehr Wissenschaftler aufgrund ihrer Forschungsarbeit der Wirklichkeit der geistigen Welt bewusst werden und wie es ihnen gelingt, diese Wirklichkeit immer deutlicher zu beweisen. Dies ist ein äußerst hoffnungsvoller Prozess, und es macht mich auf künftige Entwicklungen neugierig. Es führt kein Weg daran vorbei, dass diese Erkenntnisse letztendlich zu einer tiefgreifenden Veränderung des Gesundheitswesens führen werden.

12.

Einige Randbemerkungen

Gerne möchte ich zum Abschluss noch einige Gedanken an-
fügen – gleichsam als Quintessenz der Erkenntnisse, die ich in
diesem Buch dargelegt habe.

- Demenz kann eine sinnvolle Lebensphase sein, die einen
  großen Einfluss auf das Leben nach dem Tod und unser
  nächstes Erdenleben hat. Gönnen Sie dem Menschen, der
  demenzkrank ist, die Möglichkeit, sein neues Leben auf
  der anderen Seite des Todes ohne unverarbeitete emotionale Belastungen beginnen zu dürfen.

- Wenn wir den Menschen, der an Demenz leidet, innerlich
  als hoffnungslosen Fall aufgeben, wird dieser das ganz
  gewiss spüren und sich in der schwersten Zeit seines Lebens im Stich gelassen fühlen.

- Entwickeln Sie eine innere Ehrfurcht vor der Leistung,
  die der Demenzkranke in aller Stille in seinem Inneren
  vollbringt.

- Lassen Sie nicht nach, *mit* dem Demenzkranken zu sprechen, aber nicht *über* ihn. Auf eine für uns noch unbegreifliche Weise sind Demenzkranke imstande zu hören, was wir sagen, und sogar zu wissen, was wir denken.

- Üben Sie sich jeden Tag im Verständnis für das, was der Mensch, der demenzkrank ist, nun eigentlich sagen und was er mit seiner Gestik und Mimik zum Ausdruck bringen möchte.

- Nicht-medikamentöse Therapien sind bei der Pflege von Menschen, die an Demenz erkrankt sind, unverzichtbar. Sie unterstützen den inneren Verarbeitungsprozess.

- Es ist wichtig, dass pflegende Angehörige ihre eigenen Grenzen berücksichtigen und sich nicht schuldig fühlen, wenn sie die Versorgung ihres geliebten Menschen vertrauensvoll an andere übergeben müssen, weil sie an die Grenze ihrer eigenen Möglichkeiten gekommen sind.

- Wer bereit ist, den demenzkranken Menschen als seinen Lehrmeister zu betrachten, gerät auch selbst in einen beschleunigten geistigen Wachstumsprozess. Das ist wirklich ein Geschenk, dessen sich viele erst viel später bewusst werden.

- Die wichtigste Medizin bei Demenz, über die wir bis heute verfügen – sind Liebe, Zuneigung und aufrichtiger Respekt. Darüber hinaus ist die Kenntnis der verborgenen Aspekte des Demenzprozesses unerlässlich.

Anhang

Beschreibung des Aufbaus des Menschen

Ein Mensch ist mehr als nur ein physischer Körper. Laut dem Apostel Paulus, der viele Briefe geschrieben hat, von welchen eine ganze Reihe in die Bibel aufgenommen worden sind, besteht ein Mensch aus „einem Körper, einer Seele und einem Geist". Im esoterischen Christentum wird diese Dreiteilung zu einer Vierteilung ausgeweitet – und zwar so:

- Ein Mensch hat zunächst einmal einen physischen Körper.

- Der physische Körper wird durch geistige Energien zum Leben erweckt, die (in der traditionellen östlichen Lehre) auch „Prana" oder (in der traditionellen westlichen Lehre) „Atem Gottes'" genannt werden. Diese Energien strömen in Form einer Hülle um den physischen Körper herum und durch ihn hindurch. Dieser geistige Körper wird als „Ätherleib" bezeichnet und ist meist einen Bruchteil größer als die physische Form.

  Betrachten Sie einmal kurz den Unterschied zwischen einem toten und einem schlafenden Menschen. Dann können Sie genau wahrnehmen, was der *Ätherleib* tut: Er erweckt den physischen Körper zum Leben. Ein toter Körper ist ein physischer Körper, der vom Ätherleib verlassen wurde und daher tot ist. Der schlafende Körper jedoch wird durch den Ätherleib am Leben erhalten. Paulus bezeichnet den physischen Körper und den Ätherleib zusammen einfach als „Körper". Das ist verständlich, denn ohne den Ätherleib wäre unser physischer Körper tot oder ein Leichnam.

- Neben dem physischen Körper und dem Ätherleib verfügt der Mensch – laut Paulus – auch noch über *eine Seele*. Diese wird durch den *Astralleib* mit dem Ätherleib und dem physischen Leib verbunden. Die Seele ist ja etwas Geistiges und beinhaltet unsere Charaktereigenschaften, unsere Triebe und Emotionen. Weil unsere Seele aus einer höheren, einer geistigen Substanz besteht, muss es eine Instanz oder Kraft geben, die unsere Seele mit unserem physischen Körper verbindet. Diese Instanz ist der Astralleib. Er ist der Träger unserer Seele und verbindet unsere Seele mit dem physischen Körper und dem Ätherleib. Diese beiden – unsere Seele und unser Astralleib – sind so eng miteinander verbunden, dass es wie eine „Zweiheit" wirkt.

Dieser zweite geistige Körper ist größer als der Ätherleib, und der physische Körper und hat eine deutliche Ausstrahlung: Hellsehende nehmen die Farbenpracht dieses Körpers als Aura wahr.

Wenn man den Unterschied zwischen einem schlafenden Menschen und einem wachen oder bewussten Menschen betrachtet, dann sieht man, was die Seele – in enger Zusammenarbeit mit dem Astralleib – tut: Sie macht uns wach und bewusst, so dass wir imstande sind, aktiv am Erdenleben teilzunehmen.

- Bei diesen drei Körpern (physischer Körper, Ätherleib und Astralleib) lebt das *Ich* des Menschen. Dieses Ich besteht aus zwei Teilen: Einerseits aus dem *niederen Ich* oder *Ego*, das an den physischen Körper gebunden ist, und andererseits aus dem *höheren Ich*, das auch als unser *Höheres Selbst* oder *geistiges Selbst* bezeichnet wird und aus der Welt des Geistes stammt.

- Gemäß dem esoterischen Christentum besteht ein Mensch folglich aus:
  Einem physischen Körper, einem Ätherleib, einem Astralleib und einem Ich, in dem der Geist lebt.

Anmerkungen

1   Maria van Zutphen, *'Daar pas ik in', Religieuze bijeenkomsten voor ouderen met dementie ("„Da passe ich rein' – religiöse Gemeinschaften für ältere Menschen mit Demenz")*. Das holländische Buch mit CD kann man direkt bei der Autorin bestellen. Siehe auch www.link.springer.com/article/10.10071/BF030594

2   Marko van Gerven, im Artikel: *Elke dementie is een individueel proces ("„Jede Demenz ist ein individueller Prozess")*, in dem Magazin ‚Stroom', Zeitschrift für anthroposophisch inspirierte Gesundheitspflege, Nr. 2, Frühjahr 2014, S. 12

3   Jan Pieter van der Steen, *Dementie, Achtergronden en praktijkervaringen ("„Demenz – Hintergründe und praktische Erfahrungen")*, Verlag Christofoor, 2009, S. 11

4   Marko van Gerven, siehe Fußnote 2

5   Julia Engelbrecht-Schnür und Britta Nagel, *Wo bist du? Demenz – Abschied zu Lebzeiten,* Beltz Taschenbuch, 2012, S. 9, 10. Das Zitat wurde vom Autor dieses Buches übersetzt.

6   In: Jan Pieter van der Steen, *Dementie ("„Demenz")*, siehe Fußnote 3, S. 15

7   Elisabeth Kübler-Ross, *De cirkel van het leven. Herinneringen aan leven en dood ("„Das Rad des Lebens. Erinnerungen an Leben und Tod")*, Ambo, 2001

8   Jan Pieter van der Steen, *Dementie („Demenz")*, siehe Fußnote 3, S.
    9. Gerade deshalb, weil Menschen die Demenz immer öfter als ein
    sinnloses, aussichtsloses Leiden ansehen, entscheidet man sich immer
    öfter für Euthanasie. Die Frage ist, ob Menschen sich dadurch nicht die
    Möglichkeiten für weiteres geistiges Wachstum nehmen, das auch bei
    Demenz möglich bleibt. Es ist in jedem Falle wichtig, dass diese Frage
    im Raum steht. Dieser Gedanke war für van der Steen eine wichtige
    Triebfeder beim Verfassen seines Buches. Siehe auch Kapitel 3.

9   Judith von Halle, *Die Demenzerkrankung,* Verlag für Anthroposophie,
    4. Auflage, 2012, S. 17

10 Julia Engelbrecht-Schnür und Britta Nagel, *Wo bist du?* (siehe Fußnote
    5), S. 9, 10. Das Zitat wurde vom Autor dieses Buches übersetzt.

11 Marko van Gerven und Christina van Tellingen, *Dementie en ik
    („Demenz und ich"),* Louis Bolk Institute, 2014, S. 60

12 Idem, siehe S. 60

13 www.alz.co.uk/news/g8-policy-brief-reveals-135-million-people-
    with-dementia-by-2050. Ich verdanke den Hinweis auf diese Webseite
    dem Buch von Marko van Gerven und Christa van Tellingen (Red.),
    Dementie en ik („Demenz und ich"), Louis Bolk Institute, 2014, S. 74.
    Der Text auf der genannten Webseite macht deutlich, wie schnell die
    Krankheit Demenz in naher Zukunft um sich greifen wird. Für 2013
    werden weltweit 44 Millionen Menschen prognostiziert, die an Demenz
    leiden werden, im Jahr 2030 sollen es bereits 76 Millionen sein und im
    Jahr 2050 gar 135 Millionen.
    Für Deutschland weisen die Zahlen ebenfalls auf einen raschen Anstieg
    der Zahl der Menschen hin, die an Demenz leiden werden. Spricht man
    im Jahr 2014 von 1,2 Millionen Menschen, die an Demenz leiden, so
    wird sich im Jahr 2050 diese Anzahl wahrscheinlich verdoppelt haben.
    Näheres siehe auch bei Engelbrecht-Schnür und Nagel, *Wo bist du?*
    (siehe Fußnote 5), S. 8

14 J.J.Voskuil, *De moeder van Nicolien („Die Mutter von Nicolien")* ,
    Verlag van Oorschot, 1999

15 Siehe Julia Engelbrecht-Schnür und Britta Nagel, *Wo bist du?* (siehe Fußnote 5), S. 13

16 Siehe: www.mondriaan.eu/nl/folders/omgaan-met-dementerende-ouderen?keyword=familie

17 Julia Engelbrecht-Schnür und Britta Nagel, *Wo bist du?* (siehe Fußnote 5), S. 41

18 Derzeit sorgen 300.000 Niederländer für ihre demenzkranken Nächsten. Insgesamt gibt es dort 260.000 Menschen mit Demenz. Davon wohnen 70 % zu Hause.

19 Das niederländische Institut für Forschungen im Gesundheitswesen berichtet, dass Partner von Patienten mit Demenz einem viermal so hohen Risiko zu einer Depression unterliegen als Menschen mit einem Partner ohne Demenz. Siehe auch http://www.nivel.nl/nieuws/vier-keer-zo-veel-depressie-bij-partners-patienten-met-dementie.

20 Auch jüngere Menschen können Demenz entwickeln: Im Jahr 2014 litten in den Niederlanden 12.000 Menschen, die unter 65 Jahre alt waren, an Demenz.

21 Siehe www.trimbos.nl/onderwerpen/psychische-gezondheid/dementie

22 Naomi Feil, *Validation, Respectvol omgaan met dementerende ouderen („Validation – respektvoller Umgang mit demenzkranken älteren Menschen"),* Verlag Kavanah, 5. Auflage, 2004

23 R. Verdult, siehe http://www.stroeckenverdult.be/site/upload/docs/De%20pijn%20van%20dement%20zijn;%20probleemgedrag%20bij%20dementerende%20ouderen.pdf

24 Marko van Gerven und Christina van Tellingen, *Dementie en ik („Demenz und ich"),* Louis Bolk Institute, 2014, S. 79

25 Siehe Jan Pieter van der Steen, *Dementie („Demenz"),* siehe Fußnote 3, S. 166

26 Idem, S. 51, 52.

27 Siehe www.facebook.com/Lichtflits/posts/2678462800326

28 Die Erkenntnisse in diesem Kapitel entlehne ich aus Judith von Halle, *Die Demenzerkrankung,* (siehe Fußnote 9), S. 26 ff.

29 Siehe David Snowdon, *Gezegende ouderdom („Gesegnetes Alter"),* Verlag Contact, 2001. Eine ausgezeichnete Zusammenfassung der Nonnenstudie findet sich bei: Marko van Gerven, *Dementie, Achtergronden en praktijkervaringen („Demenz – Hintergründe und praktische Erfahrungen"),* Verlag Christofoor, 2009, S. 56 ff. Diese Studie wurde von David Snowdon von der Universität Lexington in Kentucky durchgeführt. Die Ergebnisse dieser Studie haben die Welt der Medizin seinerzeit auf den Kopf gestellt.

30 Näheres zu diesen sechs Stadien siehe: Jan Pieter van der Steen, *Dementie („Demenz"),* (siehe Fußnote 3), S. 55. Die sechs Stadien sind in einer Studie von Heiko und Eva Braak ausführlich beschrieben.

31 Siehe Marko van Gerven, *Dementie („Demenz"),* (siehe Fußnote 3), S. 59

32 Rudolf Steiner, *Ouderdom, een vruchtbaar perspectief („Das Alter, eine fruchtbare Perspektive"),* Verlag Christofoor, 1990, S. 58

33 Die Rezension von H.J.M.Bartelink-Hoos finden Sie unter: www. bolcom/nl/p/gezegende-ouderdom/10010040013

34 Siehe Fußnote 3

35 www.alzheimer-nederland.nl

36 http://www.groene-zorg.nl/uploads/1/5/7/2/15723292/dementie_en_ antroposofische_inzichten_2.pdf

37 Valerie Gutman, *Die Überwindung der Sprachlosigkeit, Gespräche mit einem Alzheimer-Kranken,* Novalis Verlag, 2010, S. 31.

38 Stella Braam, *Ik heb Alzheimer, het verhaal van mijn vader („Ich habe Alzheimer – die Geschichte meines Vaters"*), Verlag Nijgh en Van Ditmar, 2007

39 Jan Pieter van der Steen, *Dementie („Demenz"),* (siehe Fußnote 3), S. 24 f.

40 L. Mies: *Benaderingswijzen in de ouderenzorg („Herangehensweisen in der Altenpflege").* In: H. van Herwaarden und N. van 't Leven (Red.), *Paramedische zorgverlening aan ouderen („Paramedizinische Gesundheitsfürsorge bei älteren Menschen"),* Verlag Lemma, 2008

41 Siehe Fußnote 38

42 Während der ersten drei Tage nach dem Tod werden den Verstorbenen kinofilmartig Bilder ihres soeben beendeten Erdenlebens gezeigt. Damit beginnt die Verarbeitung aller Dinge, die der Verstorbene auf Erden erlebt hat. Wir erleben in der heutigen Zeit, dass immer mehr ältere Menschen mit diesem Rückblick und der Verarbeitung bereits auf Erden beginnen. Das ist äußerst sinnvoll und macht den Übergang in das Leben nach dem Tod leichter. Näheres über das Leben nach dem Tod in meinem Buch: *„Die ersten drei Tage im Jenseits".* Aquamarin Verlag, 2014

43 Näheres zum Aufbau des Menschen siehe Anhang 1 in diesem Buch.

44 1. Samuel 16, 23

45 Connie Alblas, *Waar woorden tekort schieten, spreekt de muziek („Wo Worte nicht ausreichen, spricht die Musik"),* in: Marko van Gerven und Christina van Tellingen, *Dementie en ik („Demenz und ich"),* Louis Bolk Institute, 2014, S. 41

46 Idem, S. 42

47 http://www.moderne-dementiezorg.nl/upl/invloed_van_omgeving/ Muziek_op_maat[1].pdf

48 A. Raglio und andere, *Efficacy of music therapy in the treatment of behavorial and psychiatric symptoms of dementia, Alzheimer disease*

and association disorders („Die Effektivität von Musiktherapie bei der Behandlung von Verhaltenssymptomen und psychischen Symptomen von Demenz, Alzheimer und Assoziationsstörungen"), Nr. 22, 2008, S. 158-162

49 Idem, S. 44

50 Siehe www.wijwordenwakker.org/content.
asp?m=m4&s=M78&ss=P1572&1=NL

51 Els Vrancken und andere, *Blijf mij zien, kunstzinnige therapie bij dementie in de praktijk („,Lass' mich sehen' – künstlerische Therapie bei Demenzkranken in der Praxis"),* Verlag Nearchus, 2014, S. 7

52 Idem

53 Dr. S. Zuidema, Arzt im Pflegeheim in Beek-Ubbergen, promovierte im Jahr 2008 an der Universität von Nijmegen mit der Dissertation: *Neuropsychiatric symtoms in Dutch nursing home patients with dementia („Neuropsychiatrische Symptome bei niederländischen Pflegeheimpatienten mit Demenz").*

54 http://www.iocob.nl/alzheimer/alternatief-beter-dan-regulier-bij-demente-bejaarden.html

55 Siehe Julia Engelbrecht-Schnür und Britta Nagel, *Wo bist du?* (siehe Fußnote 5), S. 10. Arno Geiger schrieb das Buch *Der alte König in seinem Exil* über die Demenz seines Vaters.

56 Maria van Zutphen, *'Daar pas ik in', religieuze bijeenkomsten voor ouderen met dementie („Da passe ich rein› – religiöse Gemeinschaften für ältere Menschen mit Demenz"),* Verlag www. JouwBoek.nl, 10

57 Hans Stolp, *Als de dood vroeg komt, Omgaan met ernstig zieke en stervende kinderen („Wenn der Tod früh kommt – Umgang mit schwer kranken und sterbenden Kindern"),* Verlag Kok, 1986, S. 15 ff.

58 Aleid Roosen, *'Ik zie haar tevoorschijn komen'* („Ich sehe sie zum Vorschein kommen"), in: Ruud Dirkse und Caro Petit, *Had ik het*

maar geweten, Praktische tips voor familie, vrienden en verzorgenden ("Hätte ich das bloß gewusst" – praktische Tipps für Familie, Freunde und Pflegende"), Verlag Kosmos, 2009, S. 31. Dieses Beispiel zeigt, dass Validation (sich in die Wirklichkeit des Demenzkranken hineinversetzen) kein unumstößliches Gesetz ist. Es ist und bleibt wichtig, sich selbst so sorgfältig wie möglich hineinzuversetzen, welche Reaktion im Augenblick in die Situation am besten passt.

59 Idem, S. 28

60 Ruud Dirkse und Caro Petit, Had ik het maar geweten, Praktische tips voor familie, vrienden en verzorgenden ("Hätte ich das bloß gewusst" – praktische Tipps für Familie, Freunde und Pflegende"), Verlag Kosmos, 2009, S.54

61 Marcellino Bogers, Humor als verpleegkundige interventie ("Humor als pflegerische Maßnahme"), Verlag Elsevier Gesundheitspflege, 2007

62 Jan Pieter van der Steen, Dementie, Achtergronden en praktijkervaringen ("Demenz – Hintergründe und praktische Erfahrungen"), Verlag Christofoor, 2009, S. 219

63 Ruud Dirkse und Caro Petit, Had ik het maar geweten Praktische tips voor familie, vrienden en verzorgenden ("Hätte ich das bloß gewusst" – praktische Tipps für Familie, Freunde und Pflegende"), Verlag Kosmos, 2009, S. 51

64 Michael Nahm, Wenn die Dunkelheit ein Ende findet, Terminale Geistesklarheit und andere ungewöhnliche Phänomene in Todesnähe, Crotona Verlag, 2012

65 Margarete van den Brink, Opengaande vergezichten, als oudere mensen sterven gaan ("Der Horizont lichtet sich – wenn ältere Menschen sterben"), Verlag Ankh-Hermes, 2007, S. 68 f

66 Pim van Lommel, Eindeloos bewustzijn, een wetenschappelijke visie op de bijna-dood-ervaring ("Unendliches Bewusstsein, eine wissenschaftliche Betrachtung von Nahtod-Erfahrungen"), Verlag Ten Have, 2007

Hans Stolp

Die ersten drei Tage im Jenseits

Was die Seele unmittelbar nach
dem Ablegen des Körpers durchlebt

Als Pfarrer und Sterbebegleiter hat der Autor
an unzähligen Sterbebetten gesessen und den
Menschen bei ihrem Übergang in eine höhere
Welt geholfen.

Zum ersten Mal schildert er in diesem Werk

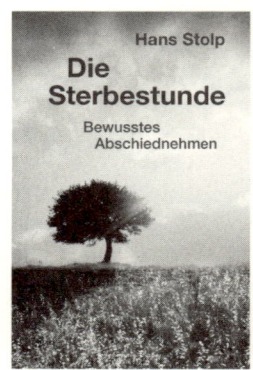

seine tiefsten Eindrücke über das Geschehen in den heiligen Momente
des Freiwerdens von aller Erdenschwere. Ein
einzigartiger „Reisebegleiter" für jene, die abreisen, und für diejenigen,
die zurückbleiben müssen!

978-3-89427-657-7, 160 S.,

Die Sterbestunde

Bewusstes Abschiednehmen

Die „Sterbestunde" ist eine heilige Stunde, die
es achtsam und behutsam zu verbringen gilt.
Es gibt Unerledigtes aufzuarbeiten, Streit zu
beenden oder Verzeihung
zu gewähren. Hans Stolp beschreibt in allen
Einzelheiten, wie diese Prozesse so heilsam
und harmonisch wie möglich verlaufen können.

978-3-89427-624-9, HC, 160 S.,